Intergenerationales Management

Eva Reichelt

Intergenerationales Management

Perspektiven und Handlungsimpulse für Lehrende der Logopädie

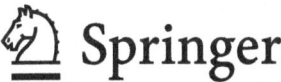

Eva Reichelt
Göttingen, Deutschland

ISBN 978-3-658-35604-0   ISBN 978-3-658-35605-7 (eBook)
https://doi.org/10.1007/978-3-658-35605-7

Die Deutsche Nationalbibliothek verzeichnet diese Publikation in der Deutschen Nationalbibliografie; detaillierte bibliografische Daten sind im Internet über http://dnb.d-nb.de abrufbar.

© Der/die Herausgeber bzw. der/die Autor(en), exklusiv lizenziert durch Springer Fachmedien Wiesbaden GmbH, ein Teil von Springer Nature 2021
Das Werk einschließlich aller seiner Teile ist urheberrechtlich geschützt. Jede Verwertung, die nicht ausdrücklich vom Urheberrechtsgesetz zugelassen ist, bedarf der vorherigen Zustimmung des Verlags. Das gilt insbesondere für Vervielfältigungen, Bearbeitungen, Übersetzungen, Mikroverfilmungen und die Einspeicherung und Verarbeitung in elektronischen Systemen.
Die Wiedergabe von allgemein beschreibenden Bezeichnungen, Marken, Unternehmensnamen etc. in diesem Werk bedeutet nicht, dass diese frei durch jedermann benutzt werden dürfen. Die Berechtigung zur Benutzung unterliegt, auch ohne gesonderten Hinweis hierzu, den Regeln des Markenrechts. Die Rechte des jeweiligen Zeicheninhabers sind zu beachten.
Der Verlag, die Autoren und die Herausgeber gehen davon aus, dass die Angaben und Informationen in diesem Werk zum Zeitpunkt der Veröffentlichung vollständig und korrekt sind. Weder der Verlag noch die Autoren oder die Herausgeber übernehmen, ausdrücklich oder implizit, Gewähr für den Inhalt des Werkes, etwaige Fehler oder Äußerungen. Der Verlag bleibt im Hinblick auf geografische Zuordnungen und Gebietsbezeichnungen in veröffentlichten Karten und Institutionsadressen neutral.

Planung/Lektorat: Renate Scheddin
Springer ist ein Imprint der eingetragenen Gesellschaft Springer Fachmedien Wiesbaden GmbH und ist ein Teil von Springer Nature.
Die Anschrift der Gesellschaft ist: Abraham-Lincoln-Str. 46, 65189 Wiesbaden, Germany

Geleitwort

In ihrer Masterarbeit mit dem Titel „Intergenerationales Management. Perspektiven und Handlungsimpulse für Lehrende der Logopädie" stellt Eva Reichelt die pädagogische Zusammenarbeit der Generationen im Lehr-/Lerngefüge der Studiengänge der Logopädie in den Mittelpunkt. Dafür nutzt sie modellgeleitete und theoriebasierte Erkenntnisse, um diese auf eine gelungene Art und Weise über einen Theorie-Praxis-Transfer in Handlungsimpulse für die logopädische Ausbildungssupervision münden lassen zu können.

Mit der vorliegenden Arbeit schafft sie ein sehr gelungenes Konzept zum Umgang mit sich gegenüberstehenden Generationen in Ausbildungsstätten. Es gelingt ihr außerordentlich gut, sowohl die intergenerationalen Gefüge im logopädischen Ausbildungsprozess aufzuzeigen und die daraus resultierenden Konfliktpotenziale abzuleiten, als auch die Chancen des Generationenmanagements spezifisch auf die klinisch-praktische Logopädieausbildung anhand konkreter Beispiele zu übertragen. Dafür wählt sie Methoden, wie beispielsweise die Transaktionsanalyse und auch die Videoanalyse nach dem Göttinger Modell, deren Anwendung sich in der logopädischen Ausbildungssupervision bereits verlässlich etabliert haben.

Der von Eva Reichelt kritisch selektierte und auf die klinisch-praktische Logopädieausbildung übertragene Ansatz eines intergenerationalen Managements bestätigt das von ihr aufgezeigte Potenzial, das kompetenzorientierte Lernen im Miteinander der Generationen der Lehrenden und Lernenden zu ermöglichen. Übergeordnetes Ziel bleibt dabei für sie stets die Qualitätssicherung einer bestmöglichen Patient*innenversorgung.

Mit dieser wissenschaftlichen Arbeit hebt Eva Reichelt – einerseits durch ihre kritisch, reflektierende aber auch sensible Betrachtung und andererseits durch ihre theoretisch fundierte Bearbeitung und fallbasierte Analyse – die Relevanz der

Ausbildungssupervision innerhalb der klinisch-praktischen Logopädieausbildung hervor. Mit den aufgezeigten Perspektiven und empfohlenen Handlungsimpulsen hat sie stets uns Lehrende im Blick und sensibilisiert für das Thema. Damit leistet sie einen wesentlichen Beitrag zur Akademisierung und Professionalisierung der Logopädie und stärkt die Entwicklung unserer eigenen Profession. Und dafür danke ich ihr sehr!

Prof. Dr. Juliane Leinweber, Dipl.-Log.
Fakultät Ingenieurwissenschaften und Gesundheit
Gesundheitscampus Göttingen
HAWK Hildesheim/Holzminden/Göttingen
Annastraße 25
37075 Göttingen
Juliane.leinweber@hawk.de
https://www.hawk.de/i

Inhaltsverzeichnis

1	**Einleitung**	1
2	**Methodisches Vorgehen**	5
	2.1 Literaturrecherche	5
	2.2 Gliederung und Aufbau	5
3	**Darstellung des Generationenbegriffs**	9
	3.1 Was ist eine Generation?	9
	3.2 Zusammenhang zwischen Schule, Bildung und Generationen	12
	3.3 Die Auswirkungen historisch prägender Ereignisse	14
	3.4 Verwendung des Generationenmodells	16
	3.5 Zusammenfassende Reflexion	17
4	**Rahmenbedingungen der logopädisch-praktischen Ausbildung**	19
	4.1 Die klinisch-praktische Ausbildung	19
	4.2 Flankierung durch Ausbildungssupervision	21
	4.3 Anforderungen an Lernende und Lehrende durch die duale Struktur	22
	4.4 Veranschaulichung sich ergebender Spannungsfelder	22
	4.5 Einflüsse des demografischen Wandels auf das Ausbildungsgefüge	24
	4.6 Zusammenfassende Reflexion	25
5	**Das Generationenmodell**	27
	5.1 Zeitliche Verortung der Generationen	28
	5.2 Generationenbezeichnungen	28
	5.3 Sechs Generationen im Überblick	29
	5.4 Generationen der Arbeitswelt	30

5.5	Die Babyboomer	31
5.6	Generation X	34
5.7	Generation Y	37
5.8	Generation Z	40
5.9	Generation Z – auf der derzeitigen wissenstheoretischen Grundlage	41
5.10	Zusammenfassende Reflexion	44

6 Intergenerationales Konfliktpotenzial ... 47
- 6.1 Was ist ein Konflikt? ... 47
- 6.2 Konfliktpotenzial durch generational geprägte Deutungsmuster ... 47
- 6.3 Generationale Prägung und soziale Konstruktion von Wirklichkeit ... 49
- 6.4 Zusammenfassende Reflexion ... 56

7 Theorie-Praxis-Transfer – Intergenerationales Management ... 57
- 7.1 Darstellung des Begriffs des intergenerationalen Managements ... 57
- 7.2 Verantwortlichkeit Lehrender für intergenerationales Management ... 59
- 7.3 Pädagogische Lehrsupervision mit Fokus auf generationale Prägungen ... 59
- 7.4 Förderung generationaler Achtsamkeit für Lehrende der Logopädie ... 61
- 7.5 Zusammenfassende Reflexion ... 66

8 Impulse für den Transfer in die Ausbildungssupervision ... 67
- 8.1 Variationen intergenerationalen Managements im OK-Corral ... 68
- 8.2 Zusammenfassende Reflexion ... 73
- 8.3 Intergenerationales Management im Rahmen von Videoanalysen ... 74
- 8.4 Ablauf der Videoanalyse (Göttinger Modell) ... 78
- 8.5 Zusammenfassende Reflexion ... 82

9 Abschließende Diskussion und Fazit mit Ausblick ... 85
- 9.1 Fazit mit Ausblick ... 88

Literaturverzeichnis ... 91

Abkürzungsverzeichnis

BMBF	Bundesministerium für Bildung und Forschung
BMFSFJ	Bundesministerium für Familie, Senioren, Frauen und Jugend
bpb	Bundeszentrale für politische Bildung
et al.	und andere
etc.	etcetera
DGTA	Deutsche Gesellschaft für Transaktionsanalyse
d. h.	das heißt
HVG	Hochschulverbund Gesundheitsfachberufe
IAB	Institut für Arbeitsmarkt und Berufsforschung
Jg.	Jahrgang
Kap.	Kapitel
LogAPrO	Ausbildungs- und Prüfungsordnung für Logopäd*innen
Hrsg.	Herausgeber/in
o. J.	ohne Jahr
vgl.	vergleiche
z. B.	zum Beispiel

Abbildungsverzeichnis

Abb. 3.1 Lern- und Bildungsprozesse im historischen Prozess 13
Abb. 4.1 Ebenen logopädischer Ausbildungssupervision 23
Abb. 7.1 Exemplarische Thesenauswahl zur Förderung einer
Achtsamkeit für generationale Entwicklungsprozesse 64
Abb. 7.2 Exemplarische Thesenauswahl zur Förderung einer
Achtsamkeit für generationale Entwicklungsprozesse 65
Abb. 8.1 OK-Corral 69

Einleitung 1

„Nur im pädagogischen Miteinander der Generationen lässt sich Bildsamkeit herstellen." (Ecarius, 2018, S. 865).

Im Mittelpunkt dieser Arbeit steht die pädagogische Zusammenarbeit der Generationen im Lehr-Lerngefüge der Studiengänge der Logopädie. Die Logopädie zählt zu den nicht-ärztlichen Heil- und Therapieberufen. Im Rahmen logopädischer Therapie erhalten Patient*innen mit Sprach-, Sprech-, Stimm-, Hör- und Schluckproblemen die Aussicht auf Heilung, Besserung oder Rehabilitation. (vgl. Krüger, 2017, S. 12). Schon in der Ausbildung führen Studierende die komplexen Therapieprozesse selbstständig durch, begleitet durch sogenannte Ausbildungssupervision. Dabei befinden sich die Lehrlogopäd*innen in einem Spannungsfeld. Sie sind einerseits zuständig für eine qualitativ hochwertige fachliche Ausbildung und Entwicklung der Lernenden. Andererseits tragen sie Verantwortung für das Wohl der Menschen, die sich Lernenden in einem Ausbildungssetting anvertraut haben. Schrems spricht in diesem Zusammenhang von einer Vulnerabilität, also einer Verletzlichkeit, die für Menschen in Entwicklungsprozessen und krankheitsbedingten Situationen entsteht. Für Patient*innen besteht hier unter bioethischen Gesichtspunkten ein Recht auf Schutz und auf „Prinzipien des Wohltuns und der Fürsorge." (Schrems, 2020, S. 19). In diesem Ausbildungssetting tragen die Lehrenden die Verantwortung für die Umsetzung dieser Prinzipien. (vgl. Schrems, 2020, S. 19 f.).

Nach Niemeyer, Zick & Dehmel sind alle Bildungs- und Lernkontexte typischerweise durch unterschiedliche, sich gegenüberstehende Generationen geprägt. Auch in der logopädisch-therapeutischen Ausbildung sind die generationalen Positionen der Lehrenden und der Lernenden klar besetzt. (vgl. Niemeyer, Zick, & Dehmel, 2017, S. 62).

In diesem Gefüge treffen die Lehrenden auf immer neue Generationen junger Menschen, die spezifische Verhaltensmuster und charakteristische Werthaltungen in die Arbeitswelt einbringen. Die jüngste Generation in der Ausbildung wird von einigen Forschenden als „Generation Z" bezeichnet. Ihr werden hohe Erwartungen an Lehrende und zukünftige Arbeitgebende zugeschrieben. Angehörige der Generation Z gelten nach Kring & Hurrelmann als „selbstbewusst und unselbstständig", sie „fordern eine klare Trennung von Arbeit und Freizeit" und sind „permanentes positives Feedback gewohnt." (Kring & Hurrelmann, 2019, S. 5). Sie möchten vom Beginn der Ausbildung an auf Augenhöhe mitbestimmen können. Außerdem sind sie sich der Tatsache bewusst, dass sie aufgrund des wachsenden Fachkräftemangels auf dem Arbeitsmarkt gebraucht werden. (vgl. Kring & Hurrelmann, 2019, S. 16–18).

Auch in der Logopädie ist schon jetzt ein Fachkräftemangel spürbar bei zukünftig prognostiziertem steigendendem Therapiebedarf durch den demografischen Wandel. Nachfolgende Logopäd*innen werden also dringend benötigt. (vgl. Schwarzmann, et al., 2018, S. 22). Dieser Zusammenhang macht eine bewusste Antizipation Lehrender im Hinblick auf Anliegen und Herausforderungen der jüngsten Generation erforderlich. Dadurch soll Ausbildungsabbrüchen entgegengewirkt werden bei gleichzeitiger Sicherung der Ausbildungsqualität. (vgl. Kring & Hurrelmann, 2019, S. 40). Zusätzlich hat sich im Zuge der weitgehenden Akademisierung der Logopädie die ohnehin schon inhaltsreiche Ausbildung für beide Seiten weiterhin verdichtet. Für Lehrende ist der Anspruch, diese junge Generation zu kompetenten und belastbaren Therapeut*innen auszubilden, komplex und herausfordernd.

Literatur und Forschungsstand
Die intergenerationale Forschung ist seit den 1990er Jahren erziehungswissenschaftlich, soziologisch, psychologisch und demografisch von Bedeutung. Dabei ist der Generationenbegriff nicht unumstritten. Das Generationenmodell, also die Zuweisung von Generationenbezeichnungen und -eigenschaften, lässt sich zurückführen auf Studien von Karl Mannheim (1928). Die Theorie verknüpft prägende historische Erfahrungen mit bestimmten Geburtenjahrgängen, um spezifische Wertvorstellungen und Verhaltensweisen dieser Personengruppen, der sogenannten Kohorten, zu erklären. Böker & Zölch schreiben der Generationenbetrachtung ein hohes Erkenntnispotential für Bildungsgefüge zu, verorten hier aber auch eine Forschungslücke. In der Mehrzahl der aktuellen Veröffentlichungen bilden narrative Interviews die grundlegende Forschungsmethode, um Einstellungen und Werte einer Generation abzubilden. Kritisch zu betrachten ist dabei, dass die Literatur der letzten 30 Jahre

1 Einleitung

zum Thema Generationen häufig auf einer uneinheitlichen Auswertung und Interpretation der Ergebnisse basiert. (vgl. Böker & Zölch, 2017, S. 1–5). Nach Lüscher lassen sich jedoch durch das Generationenmodell Ambivalenzen im Sinne von Herausforderungen an die Beziehungsgestaltung für praktische Bildungsarbeit sehr gut transparent machen. (vgl. Lüscher, 2010, S. 9–11). Um derartige Ambivalenzen in der logopädisch-therapeutischen Ausbildung identifizieren zu können, wird in dieser Arbeit auf das Generationenmodell zurückgegriffen.

Ziel und Erkenntnisinteresse
In aktueller Literatur und Studien (Albert, et al., 2019) beschriebene Charakteristika der Generation Z lassen sich phänomenologisch teilweise auch im Rahmen des Logopädie-Studiengangs beobachten. Eine generationenspezifische Auseinandersetzung soll Lehrenden die Gestaltung von Lehr- und Ausbildungsprozessen im Hinblick auf Verhaltensweisen und Anforderungen der Generation Z im therapeutischen Spannungsfeld ermöglichen. Zeitgleich liefert die Betrachtung der älteren Generationen im Ausbildungsgefüge Hinweise darauf, welche generationalen Deutungsmuster, normative Haltungen und Wertvorstellungen auch die Lehrenden einbringen.

Im Rahmen dieser Arbeit sollen Erkenntnisse über intergenerationale Gefüge im Ausbildungsprozess, daraus resultierendes Konfliktpotenzial sowie sich ergebende Chancen des Generationenmanagements gewonnen werden. Auf dieser Grundlage lässt sich folgende Fragestellung ableiten:

Welche Handlungsimpulse ergeben sich für Lehrende der Logopädie durch die intergenerationale Betrachtung des spezifischen Lehr-Lerngefüges?
Im nachfolgenden Kapitel verdeutlicht die Darstellung der Bearbeitungsmethodik den Weg der Auseinandersetzung mit der Fragestellung.

Methodisches Vorgehen 2

2.1 Literaturrecherche

Für die Literaturrecherche wurden folgende Datenbanken herangezogen: das Fachportal Pädagogik, Kataloge der Niedersächsischen Staats- und Universitätsbibliothek Göttingen, der Bibliothek der Hochschule für Angewandte Wissenschaft und Kunst Hildesheim/Holzminden/Göttingen, der Technischen Universität Kaiserslautern, des DIE Bonn und Literaturdatenbanken der Bundesministerien. Die Bearbeitung der Fragestellung erfolgte literaturbasiert und die Recherche wurde systematisch themenzentriert gestaltet. Neben überwiegend aktueller Literatur der letzten fünf Jahre wurden auch ältere Sammelwerke und ältere grundlegende Forschungsergebnisse einbezogen.

2.2 Gliederung und Aufbau

Die vorliegende Arbeit beginnt im **ersten** Kapitel mit der Einleitung zur übergeordneten Einführung in das Thema, der Verdeutlichung der vorliegenden Problemlage, dem Ziel der Arbeit und der sich daraus ergebenden Forschungsfrage.

Im **zweiten** Kapitel werden die Bezugsquellen der Literaturrecherche vorgestellt und das methodische Vorgehen verdeutlicht.

Das **dritte** Kapitel beinhaltet die wissenstheoretische Betrachtung des Generationenbegriffs und eine weiter ausdifferenzierte Darstellung des derzeitigen Forschungsstandes. Neben der Diskussion um die Relevanz der Generationenzuweisung, wird auch die Kritik an der wissenschaftlichen Fundierung themenspezifischer Literatur aufgegriffen und argumentativ betrachtet. Im Anschluss daran wird eine viable Theorie des Generationenbegriffs für das Ziel dieser Arbeit vorgestellt. Auf dieser Grundlage erfolgt die Ableitung der Relevanz des Generationenmodells für die Bearbeitung der Forschungsfrage. Um Erkenntnisse zu sichern, die bedeutsam sind für die fortlaufende Bearbeitung der Fragestellung, schließen dieses und alle nachfolgenden Kapitel jeweils mit einer zusammenfassenden Reflexion.

Im **vierten** Kapitel werden die Rahmenbedingungen der logopädisch-therapeutischen Ausbildung aus unterschiedlichen Perspektiven beleuchtet. Dabei sind Möglichkeiten, Herausforderungen, Komplexität der klinisch-praktischen Ausbildung und das Setting der Ausbildungssupervision von Bedeutung, um einen strukturierenden Kontext für die Besonderheiten der einzelnen Generationengestalten zu eröffnen.

Das **fünfte** Kapitel macht zunächst die Gründe für die Auswahl des Alterskohortenmodells innerhalb dieser Ausarbeitung transparent. Auf dieser Basis erfolgt eine Darstellung der verwendeten zeitlichen Einordnung der Generationen. Von da ausgehend schließt sich eine Begründung der Bezugsliteratur für diese Arbeit und die Auswahl der Generationenbezeichnungen an. Im Anschluss werden Ordnungskriterien rezipiert und auf deren Grundlage die Generationengestalten der Arbeitswelt veranschaulicht. Deren Anordnung erfolgt im historisch-chronologischen Verlauf.

Hinsichtlich der Zielsetzung der Arbeit zeigt das **sechste** Kapitel sich ergebendes Konfliktpotenzial aus dem generationalen Miteinander für das Ausbildungsgefüge auf. Dabei werden wissenstheoretische Hintergründe des Konfliktbegriffs und eine Beeinflussung durch generationale Prägung erörtert. Ein Fallbeispiel schafft einen Transfer der Wissenstheorie auf den Anwendungsbereich der praktischen Logopädieausbildung. Die Darstellung verknüpft sich nachfolgend mit dem systemisch-konstruktivistischen Ansatz, um das Konfliktpotenzial theoretisch einzuordnen. Diese Erkenntnisse werden dann auf das Fallbeispiel retransferiert und so zur Reflexion und Hypothesenbildung genutzt.

Das **siebte** Kapitel widmet sich dem Theorie-Praxis-Transfer auf Basis der zuvor erarbeiteten Erkenntnisse und somit dem Hauptanliegen dieser Ausarbeitung. Zu diesem Zweck wird der Begriff des intergenerationalen Managements zunächst erläutert und auf das Gefüge der praktischen Logopädieausbildung übertragen. Die auf dieser Grundlage entwickelten Handlungsimpulse beziehen sich zunächst auf eine Erweiterung generationaler Deutungsmuster der Lehrenden. Abschließend wird ein praktikabler Umgang mit generational geprägten Herausforderungen durch die Lernenden im Rahmen von Videoanalysen dargelegt. Nach jeweiliger wissenstheoretischer Einbindung präzisiert eine Anbindung an das Fallbeispiel die Handlungsaspekte in Bezug auf konkrete Anwendungsmöglichkeiten.

2.2 Gliederung und Aufbau

Die Diskussion im **achten** Kapitel greift die eingangs beschriebene Forschungslücke und den Diskurs zum Generationenbegriff auf Basis der Erkenntnisse dieser Bearbeitung reflektierend auf. Außerdem werden die Handlungsimpulse in Bezug auf eine Relevanz für das berufliche Handeln der Lehrenden betrachtet. Das Fazit widmet sich der Überprüfung der Zielorientierung der Arbeit und der Beantwortung der Forschungsfrage. Abschließend wird ein Ausblick auf mögliche weitere Aspekte der thematischen Auseinandersetzung dargelegt.

Darstellung des Generationenbegriffs 3

Wie in der Einleitung bereits erwähnt, ist der Generationenbegriff facettenreich und in seiner Definition und in der zugangstheoretischen Fundierung umstritten. Allerdings wird über die Kategorie auch eine Art der Verbindung geschaffen. Durch den Begriff „Generation" wird im Gegenüber die Idee einer bestimmten Gruppe oder mehrerer Gruppen hervorgerufen, über die kommuniziert werden kann. Nach Bebnowski begegnet man einem Menschen, aber nie einer Generation. Und doch „übersetzt der Begriff dabei ein ganzes Panorama an Möglichkeiten, ruft einen Überschuss an Deutungen hervor und transportiert dennoch das Gefühl eines Konsenses über zentrale Bestandteile des eigenen Lebens." (Bebnowski, 2012, S. 9). Im Folgenden soll durch die Darstellung der verschiedenen Perspektiven des Generationenbegriffs zunächst ein Eindruck von der Komplexität vermittelt werden. Zeitgleich zeigt sich dabei die vielfältige wissenstheoretische Annäherung und auch Forschungsbedarf im Themenkomplex des Generationenbegriffs.

3.1 Was ist eine Generation?

Interesse an der intergenerationalen Forschung besteht nach Böker & Zölch beispielsweise in „den Disziplinen Erziehungswissenschaft, Soziologie, Psychologie und Demografie." (Böker & Zölch, 2017, S. 1). Dabei existieren verschiedene Betrachtungsweisen von Generationen, wie beispielsweise die familiale, die gesellschaftliche oder historisch geprägte Generation. Erstere legt den genealogischen Generationenbegriff zugrunde mit dem Fokus auf Generationen als

Abstammungsgruppen, also innerhalb von Familien- und Verwandtschaftssystemen. Traditionell werden in diesem familiären Gefüge Wissen und Wertvorstellungen von Älteren an die nachwachsende jüngere Generation weitergegeben. (vgl. Böker & Zölch, 2017, S. 1 f.). Die gesellschaftliche Sicht bezieht sich auf gesellschaftlich-soziale Gruppen oder Organisationen, wie beispielsweise Generationen von Wissenschaftler*innen oder auch auf Menschen nach der Dauer ihrer Zugehörigkeit zu Betrieben, Vereinen oder Ähnlichem. (vgl. BMFSFJ, 2012, S. 11).

Der Begriff der historisch geprägten Generationen geht zurück auf Studien von Karl Mannheim (1928), die einen Zusammenhang herstellen zwischen bestimmten Geburtenjahrgängen sogenannten Kohorten, die in der Phase der Kindheit und Jugend bis zum jungen Erwachsenenalter mit prägenden historischen Ereignissen konfrontiert waren. Relevant sind für Mannheim beispielsweise Kriegs- oder Nachkriegserfahrungen, die zur Entwicklung ähnlicher Werte, Einstellungen und Verhaltensweisen geführt haben. (vgl. BMFSFJ, 2012, S. 11). Dabei definiert er die Zugehörigkeit zu verwandten Geburtenjahrgängen als Generationenlagerung. Gerade die Nähe der Geburtenjahrgänge führt dazu, dass die „Individuen zur gleichen Zeit in derselben historisch-sozialen Einheit geboren wurden." (Kruse, 2011, S. 30). Darüber hinaus benennt er den Generationenzusammenhang als gemeinsame Partizipation an den Erlebnissen und Strömungen dieser historisch-sozialen Einflüsse. Der ebenfalls von Mannheim geprägte Begriff der Generationseinheit bezieht sich auf die kollektive Deutung, also gemeinsame Haltungen und Wertorientierungen. (vgl. Kruse, 2011, S. 30 f.). Jureit & Wildt zufolge ist anzunehmen, dass individuelle und kollektive generational bedingte „Wahrnehmungs- und Deutungsmuster zu spezifischen und gesellschaftlich relevanten Handlungen führen." (Jureit & Wildt, 2005, S. 9). Im Umkehrschluss kann deshalb davon ausgegangen werden, dass historische Einflüsse und der historische Wandel sich wiederum mit der Generationenzugehörigkeit der Akteure verknüpfen lassen. (vgl. Jureit & Wildt, 2005).

In Rahmen seiner Studien hat Mannheim „die erste soziologische Interpretation des Zusammenhangs von Generationen und sozialem Wandel vorgelegt." (Fietze, 2009, S. 16–18). Fietze hält den Ansatz der kulturtheoretischen Verknüpfung für maßgebend und ergiebig. Auf diese Weise kann der sozialkulturelle Wandel als soziales Emergenzphänomen, also als ein Hervorbringen neuer systemischer Strukturen, dargestellt werden. Versuche, diese Zusammenhänge als konsistente Generationentheorie fortzuführen, bewertet sie jedoch als nicht überzeugend mit „bisher nebulös gebliebenen und unverbundenen generationentheoretischen Elementen." (Fietze, 2009, S. 242).

3.1 Was ist eine Generation?

Ecarius beschreibt einen Boom der Jugendforschung in Bezug auf Generationenbildung und die Entwicklung jugendlicher Subkulturen bis Mitte der 1980er Jahre. Danach können mit zunehmender Modernisierung und weniger einschneidenden historischen Ereignissen Generationseinheiten im Sinne der historischen Prägung nicht mehr eindeutig abgegrenzt werden. Die Diskussion verlagert dadurch sich auf Sozialisationsprozesse Heranwachsender in Peergroups, Schule und Familie. „Dennoch bleibt Generation eine zentrale Kategorie." (Ecarius, 2018, S. 865). Bildungsprozesse junger Menschen können innerhalb einer generationalen Ordnung in ihren spezifischen Normen und Werten im Kontrast zu anderen Generationen analysiert werden. (vgl. Ecarius, 2018, S. 864 f.).

Schröder argumentiert aus der sozialisationstheoretischen Sichtweise dagegen. Er kritisiert das Konzept der Generationenzuweisung und sieht für die Idee der periodischen Entstehung von Generationen keine empirische Grundlage. Demnach sind Befragungen wie beispielsweise die Shell Jugendstudie nicht sinnvoll, um Generationen zu unterscheiden, da sie nur Einstellungsveränderungen abbilden. Er untersuchte Kohorteneffekte des sozioökonomischen Panels, also einer Langzeitbefragung, welche mit einer großen Personengruppe durchgeführt wurde. Für ihn zeigen sich hier lediglich periodische Trends, welche die gesamte Gesellschaft beeinflussen. Sie sind aus Schröders Sicht deshalb nicht als Kohorteneffekt zu bewerten, sondern bilden Aussagen einzelner Geburtenjahrgänge ab. (vgl. Schröder, 2018, S. 470–472).

Für den Generationenhistoriker Titze dagegen entspringt die Zusammenfassung von Geburtenjahrgängen zu Generationen der historischen Verknüpfung von Militär, herrschaftlichem Einfluss und schulischer Bildung. Deutlich wird dies laut Titze beispielsweise durch die damals übliche Bezeichnung des Heeres als „Schule der Nation" (Titze, 2019, S. 73), welche die früher enge Verbindung von Schule und Militär aufzeigt. Diese Verbindung ist noch heute sichtbar an der häufig kasernenartigen Architektur von Schulen und der allgemeinen Schulpflicht. Durch die organisierte Disziplinierung sollte Schule eine Funktion der sozialen Auslese und der Allokation, also der Zuweisung von Menschen zu sozial ungleichen Positionen der Gesellschaft, innehaben. Vergleichbar mit der Wehrpflicht als militärisches Ordnungsprinzip, wurde die Organisation nach Geburtenjahrgängen langfristig in die Schule übernommen. Titze zufolge ist dies „eine unreflektierte Erbschaft des Militärs und keineswegs selbstverständlich." (Titze, 2019, S. 73). Prinzipiell wären auch andere Zusammenfassungen von Lernenden denkbar, beispielsweise nach Lernstilen, Interessen oder Kompetenzen. Seit der Etablierung der Institution Schule wird jedoch am Konstrukt der Jahrgänge festgehalten, weshalb es ein über Jahrhunderte relevantes Ordnungsprinzip darstellt. (vgl. Titze, 2019, S. 72–75).

3.2 Zusammenhang zwischen Schule, Bildung und Generationen

Titzes historische Betrachtung der Generationenbildung seit 1770 schlägt eine Brücke zwischen den verschiedenen Bezugssystemen der Generationenforschung. Aus diesem Grund wird sein wissenstheoretischer Ansatz zunächst im Überblick dargestellt. Für ihn stellt eine Generation die kleinste Einheit des sozialen Wandels dar. Generationen können erst in der historischen Rückschau als solche identifiziert werden. (vgl. Titze, 2019, S. 159 f.). Wie auch Ecarius (vgl. Ecarius, 2018, S. 864 f.) bezieht Titze Generationen und Bildung eng aufeinander. Er verknüpft in seinem Theorieansatz Generationenbildung mit dem „Wachstum des Bildungssystems und mit den periodisch auftretenden Bildungskrisen auf dem Arbeitsmarkt" (Titze, 2019, S. 159) im historischen Entwicklungsgeschehen. Krisen sind dabei im Sinne einer „geistigen Überproduktion" (Titze, 2019, S. 159) des Bildungssystems zu verstehen, die den Markt über den Bedarf hinaus versorgt. Im nächsten Abschnitt soll dieser Zusammenhang der Generationenbildung mit dem periodischen Wachstum des Bildungssystems veranschaulicht werden:

Nach Titze bringen Gesellschaften im Prozess ihrer Modernisierung irgendwann unverwechselbare Individuen hervor. „Auf diesem Weg leisten kreative Generationen hilfreiche Schrittmacher-Dienste." (Titze, 2019, S. 9). Die erste Generation in diesem Sinne verbindet sich mit der Aufklärung Ende des 18./Anfang des 19. Jahrhunderts, also mit dem Ende der Ständegesellschaft und des statusgebundenen Rechts. Die Abschaffung der Ständegesellschaft trug zur Individualisierung und zur Rechtsgleichheit der Menschen bei. Es eröffneten sich ihnen nun Entfaltungsmöglichkeiten durch Bildung. Während zuvor Generationen vorbestimmte und bewährte Lebensweisen von Älteren übernahmen, steuerte die Jugend ab diesem Zeitpunkt die „Modernisierung der Lebensweise." (Titze, 2019, S. 12).

Analog zum biologischen Evolutionsprinzip der natürlichen Auslese (vgl. Lange, 2020, S. 3 f.) existiert gemäß Titze ein Lernprozess der Generationen, der verknüpft ist mit einem Wechsel von Bildungswachstum und Bildungskrisen. Dieser Wechsel wird auch auf dem Arbeitsmarkt sichtbar in Form von Mangel an benötigten Fachkräften und geistiger Überversorgung. Titze bezeichnet diesen Zusammenhang als kulturelle Evolution. Der dabei wirksame Mechanismus ähnelt dem biologischen Prinzip. In der historisch-kulturellen Entwicklung wurden seit der Aufklärung Lebensläufe zunehmend durch den Besuch von Schulen gestaltet und nicht nur durch die Herkunft der Eltern geprägt. Seit dem Lösen aus der geburtsständischen sozialen Ordnung strebt jede Generation an, dass es die nachfolgende besser haben soll. Dieses Bestreben zeigt sich in einem stetigen

3.2 Zusammenhang zwischen Schule, Bildung und Generationen

und deutlichen Anwachsen der Schülerzahlen an höheren Schulen seit dem 18. Jahrhundert bis heute. (vgl. Titze, 2019, S. 17–21).

Titze untersuchte eine große Datenmenge in Bezug auf Bildungswachstum im Verlauf der Zeit seit dem 18. Jahrhundert. Dabei konnte er eine Wellenbewegung von hohen Schülerzahlen und Überfüllung akademischer Berufe feststellen. Die Phasen der Überfüllung wurden abgelöst durch Mangelsituationen in bestimmten Bereichen des Arbeitsmarktes. Diese Wellen ordnet er Generationen zu und identifiziert etwa acht Generationen bis heute, wovon ein Teil im nachfolgenden Graphen abgebildet ist (Abb. 3.1).

Die langen Wellen des Bildungswachstums seit 1810

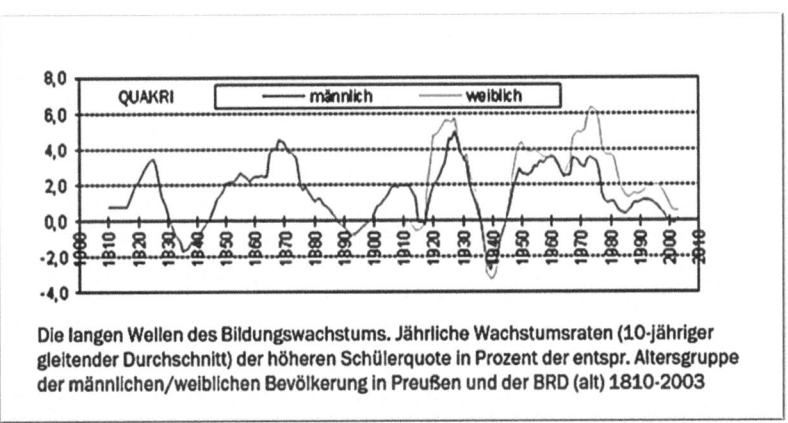

Abb. 3.1 Lern- und Bildungsprozesse im historischen Prozess (in Anlehnung an Titze, 2019, S. 21)

Die Abbildung zeigt die Schüler*innenquote[1] in Prozent für bestimmte Zeiträume. Im Verlauf ist eine deutliche Wellenbewegung erkennbar. Die hellere Linie belegt, dass seit dem frühen 20. Jahrhundert auch Schülerinnen einen immer größeren Anteil der Quote ausmachten. Mit ihnen zusammen weisen die Wellen einen deutlichen zahlenmäßigen Anstieg auf. So ist im Sinne der Generationenbildung ein Bildungswachstum beispielsweise von der ersten Welle von etwa 10.000 bis

---

[1] Den Begriff Schüler*innenquote bezieht Titze auf die Anzahl der Jungen und Mädchen, die eine höhere Schule besuchen.

30.000 Schülern hin zu einem Anstieg bis zur Welle um 1980 auf über zwei Millionen Schüler*innen zu sehen. Nach Titze „bleibt das Muster über rund zwei Jahrhunderte ziemlich gleich, während immer mehr Personen erfasst werden." (Titze, 2019, S. 21). Nach Wilhelm & Esdar hat sich durch die Bildungsexpansion des 20. Jahrhunderts bis heute ein enormer Anstieg der Studierendenzahlen ergeben, der auch eine „soziale Öffnung der Hochschulen für breite(re) Bevölkerungsgruppen" (Wilhelm & Esdar, 2014, S. 66) beinhaltet.

Dem Prinzip entsprechend folgten also Mangelsituationen auf geistige Überproduktion. Überproduktion für den beruflichen Markt ist beispielsweise gesellschaftlich beobachtbar an übermäßig vielen sich um eine Stelle Bewerbenden oder auch an sinkenden Einkommen für Berufsanfänger*innen. Aus dieser Situation heraus entstehen laut Titze Entwicklungsimpulse und neue Nischen werden genutzt. „Über den Bedarf ausgebildete Nachwuchskräfte spüren neue gesellschaftliche Bedürfnisse auf und treiben auf diese Weise die Modernisierung der Lebensweise voran." (Titze, 2019, S. 22). Mangel- und Krisensituationen sind also notwendig, damit Erneuerung entstehen kann. Dieser zyklische Prozess kann als Motor für sozialen Wandel, Bildungs- und somit Generationenwachstum betrachtet werden. Die Knappheit vor einer Wachstumsphase kann durch Eigenleistung überwunden werden und fordert die nächste Generation zu Anstrengungsbereitschaft heraus. Dabei haben neue Denk- und Deutungsmuster unter diesen Mangelbedingungen eine größere Aussicht, sich gegenüber bereits vorhandenen durchzusetzen. (vgl. Titze, 2019, S. 21–23).

Seit der zweiten Welle Anfang des 19. Jahrhunderts kam es zu einem flächendeckenden Ausbau des Schulwesens. Durch diese Institutionalisierung haben „die Generationen durch den Austausch ihrer fachlich differenzierten Leistungen immer schneller ‚Neues' gelernt und die durch einzelne im Lebenslauf gelernte Erfahrung immer wirksamer akkumuliert." (Titze, 2019, S. 24). Es lässt sich also zusammenfassen, dass das Schul- und Bildungswesen eine gesellschaftlich selektive Funktion der Auslese durch Bildung übernommen hat.

3.3 Die Auswirkungen historisch prägender Ereignisse

Historische Entwicklungen sind nach Mannheims Ansatz, wie bereits dargestellt, verknüpft mit Generationenbildung. (vgl. Kruse, 2011, S. 30 f.). Auch Titzes Ansatz stellt einen Zusammenhang zwischen Generationenlagerung (Zugehörigkeit zu verwandten Geburtenjahrgängen), historischen Ereignissen und der Beeinflussung der Denk- und Deutungsmuster her. Danach wirken sich historische

Einflüsse auch in Form von Veränderungen der Qualität und Quantität des Bildungswachstums aus und somit auf die spezifische Entwicklung einer Generation. So führte nach Titzes Erkenntnissen beispielsweise die Zeit des Nationalsozialismus zu einer Unterbrechung des sich ausweitenden Bildungswachstums und markiert in der Abbildung den tiefsten Punkt. Die sich seit der Aufklärung ausbreitende Bildung der Massen gegenüber einer früheren ausschließlichen Bildung der Eliten entwickelte sich im Dritten Reich in eine Art „Sackgasse". Die Bildung der Führerelite setzte sich durch, während die Bildung des Volkes einen rein systemfunktionalisierten Charakter aufwies. Deshalb zeigt sich ein tiefer Einschnitt in der Wellenbewegung zum Ende des zweiten Weltkriegs. (vgl. Titze, 2019, S. 21–24).

Der sogenannten 68er-Generation schreibt Titze eine große Bedeutung bei der Kulturrevolution auch für das Bildungssystem, Bildungswachstum und letztlich den gesellschaftlichen Wandel zu. Diese Ansicht teilt auch Bebnowski. Er verbindet eine Reform und Optimierung des Bildungssystems durch diese Generation mit einer sprunghaften Ausdehnung der Bildung für die Bevölkerung. (vgl. Bebnowski, 2012, S. 85). Seit dieser Zeit hat sich die Bildung der Massen gegenüber der Elitenbildung durchgesetzt. Die 68er-Generation glaubte Titze zufolge als letzte Generation an die Illusion einer grundlegend anderen Lebensweise. (vgl. Titze, 2019, S. 183). Die anschließenden Generationen bis zur heutigen jüngsten haben im Lauf des Wandels erfahren, dass sich bestehende Strukturen nur in kleinen Schritten verändern lassen. Die Marktprinzipien[2] scheinen in ihrem Einfluss den übergeordneten Weg vorzugeben. (vgl. Titze, 2019, S. 182 f.).

Nach der Darstellung dieses Ansatzes der Generationenbildung im historischen Verlauf soll nun wiederum eine Verknüpfung dieser Theorie zur Verwendung des Generationenmodells transparent gemacht werden. Titzes theoretischer Zugang liefert eine Schnittstelle zwischen historischer Prägung, Bildungsprozessen und dem periodisch strukturierten Generationenmodell. Des Weiteren zeigen sich in dem Überblick Entwicklungstendenzen, welche eine spezifische Ausprägung von Generationengestalten als Bestandteil des sozialen Wandels nachvollziehbar machen. Im nachfolgenden Abschnitt werden deshalb weitere Überlegungen zur Ausgestaltung des Generationenmodells vorgenommen.

---

[2] „Nach dem Marktprinzip handeln die Wirtschaftssubjekte eigenverantwortlich. Die Preise der Güter bilden sich durch Angebot und Nachfrage, sie sind "Knappheitsanzeiger" und dienen somit als Instrumente der Wirtschaftslenkung und des Interessensausgleichs." (Schlösser, 2007).

3.4 Verwendung des Generationenmodells

Schon der Generationenbegriff weist einen reichhaltigen und interdisziplinären Diskurs auf. Zusätzlich wird besonders die Verwendung des Generationenmodells, also die Etikettierung bestimmter Generationen und die Zuweisung von spezifischen Merkmalen, kritisch betrachtet und diskutiert. Böker & Zölch sprechen der intergenerationalen Forschung im „Hinblick auf Themen, denen ein hohes Transformationspotential innewohnt, besondere Erkenntnischancen" (Böker & Zölch, 2017, S. 5) zu. Für den Stand der Forschung sehen sie allerdings eine große Notwendigkeit darin, empirische Untersuchungen auf „Grundlage einer ausgearbeiteten und theoretisch fundierten Methodik" (Böker & Zölch, 2017, S. 5) durchzuführen. Trotz einer großen Menge qualitativer Forschungsarbeiten sehen sie insbesondere in den Feldern der Soziologie und der Erziehungswissenschaft eine vorherrschende Uneinheitlichkeit. (vgl. Böker & Zölch, 2017, S. 4 f.).

Ecarius & Eulenbach benennen ebenfalls für den Bereich der Jugendforschung und somit der Jugendgenerationen ein Systematisierungsdefizit. Auch „20 Jahre nach Feststellung theoretischer und konzeptioneller Verunsicherungen" (Ecarius & Eulenbach, 2012, S. 9) existiert ein insgesamt kaum noch überschaubarer Forschungsbereich. Systematisierungen von Generationen bieten häufig Anschluss an Negativzuschreibungen durch die Erwachsenengenerationen. Somit unterstützen die erzeugten Generationenkategorien häufig einen Transfer gesamtgesellschaftlicher Probleme in den Jugenddiskurs. (vgl. Ecarius & Eulenbach, 2012, S. 9).

Auch Schröder beurteilt einen überwiegenden Teil der aktuellen Literatur zum Themenbereich der Generationen als zu wenig empirisch belegt. Außerdem wird die Beschreibung einer spezifischen Generation beeinflusst durch populärwissenschaftliche Veröffentlichungen. Er kritisiert, dass aus sich teilweise widersprechenden Zuschreibungen dem Generationenbegriff „recht unklar definierte Generationenkonstrukte […] übergestülpt wurden.[3]" (Schröder, 2018, S. 471). Eine ähnliche Sichtweise auf Veröffentlichungen zu diesem Thema haben auch Lüscher & Liegle. Ihrer Ansicht nach liegt in vielen meist quantitativ orientierten Arbeiten ein eher einfaches und häufig negativ konnotiertes Verständnis vor, welches generational entstehende Ambivalenzen nicht ausreichend abbildet. Lediglich messende Verfahren können ihrer Meinung nach real auftretende Brüche und Spannungsfelder nicht in ausreichendem Maße verdeutlichen. Die

---

[3] Beispiele für Uneinheitlichkeit bei zeitlichen Zuordnungen der Generationen und bei Generationenbezeichnungen sowie Beispiele für die Negativ-Konnotation sind im elektronischen Zusatzmaterial einsehbar.

Autoren halten prinzipiell eine narrative Darstellung der generationalen Differenzen für geeignet, um diese Phänomene sichtbar zu machen. (vgl. Liegle & Lüscher, 2015, S. 291–294).

Diese Möglichkeit sieht auch Bebnowski. Für ihn entsteht über das Generationenkonzept ein Ordnungsprinzip mit dem Ziel, ein Generationenportrait zu erzeugen, auch wenn es sich in den Sozialwissenschaften nicht eindeutig etablieren konnte. Dieses Portrait dient der „Konstruktion von idealtypischen Generationsangehörigen, um spezifische Handlungen oder Verhaltensweisen erklären zu können." (Bebnowski, 2012, S. 12). Auf diese Weise gelingt eine Komplexitätsreduktion zur Betrachtung moderner Gesellschaften. (vgl. Bebnowski, 2012, S. 10–12).

Lüscher sieht in einem Generationenmodell, wie es im Verlauf dieser Ausarbeitung verwendet werden soll, „historische und zeitdiagnostische Generationenzuschreibungen" (Lüscher, 2010, S. 10). Diese sind wertvoll in einer kritischen Auseinandersetzung mit kulturellem und sozialem Erbe der verschiedenen Generationen. Für Lüscher & Liegle sind Generationenbeziehungen bedeutsam für Sozialisationsprozesse auch in beruflichen Ausbildungen, da die dort Lehrenden andere Generationen repräsentieren als die Lernenden. Die Gestaltung intergenerationaler Beziehungen ist wichtig für die Lösung konkreter Aufgaben in Lehr-Lerngefügen. (vgl. Liegle & Lüscher, 2015, S. 281 f.). Die Zusammenarbeit unterschiedlicher Generationen bringt dabei die Erfahrung von Ambivalenzen mit sich, die grundsätzlich als positiv und herausfordernd für das generationale Miteinander zu bewerten sind. (vgl. Lüscher, 2010, S. 12).

3.5 Zusammenfassende Reflexion

Die Diversität der wissenstheoretischen Haltungen zum Generationenbegriff bildet zugleich Schwierigkeiten und Möglichkeiten der Verwendung dieses Konstrukts ab. Titzes Theorie verknüpft historisch belegbare Entwicklungen mit Bildungsbewegungen und leitet daraus Prinzipien der Generationenbildung ab. Diese Theorie stellt eine viable Grundlage für das Ziel dieser Arbeit dar, nämlich für die Untersuchung von Konfliktpotenzial, aber auch von Chancen der Generationen, die derzeit in der beruflichen Welt und speziell in der logopädischen Ausbildung miteinander agieren. Es kann auch festgehalten werden, dass nachvollziehbare Kritik an einer theoretischen Fundierung des Generationenmodells besteht. (vgl. Schröder, 2018, S. 471). Allerdings gibt es ebenso begründete Argumente für den Wert der Verwendung desselben, um die in der Einleitung beschriebenen Spannungsfelder zu analysieren. (vgl. Liegle & Lüscher, 2015, S. 281 f.). Die

Charakterisierungen der verschiedenen Generationen können somit eine hilfreiche Grundlage dafür bilden, Umgangsweisen mit generational beeinflussten Herausforderungen für Lehrende der Logopädie abzuleiten. (vgl. Lüscher, 2010, S. 10). Aus diesem Grund wird innerhalb dieser Ausarbeitung ein Generationenmodell generiert, welches die Generationen darstellt, die sich derzeit im Erwerbsleben und insbesondere in der beruflichen Ausbildung befinden.

Rahmenbedingungen der logopädisch-praktischen Ausbildung

4

Hippel, Pietraß, & Schmidt-Hertha benennen die Gefahr, dass in die Generationenbeschreibungen neben gesellschaftlich und historisch verknüpften Deutungsentwürfen auch „die Selbstidentifikation mit einer beschriebenen Generation" (Eckert, Hippel, Pietraß, & Schmidt-Hertha, 2011, S. 13) einfließt. Dadurch ist nicht auszuschließen, dass Forschende „den Gegenstand ihrer Forschung selbst produzieren." (Eckert, Hippel, Pietraß, & Schmidt-Hertha, 2011, S. 13). Derartige Einflüsse werden auch im Rahmen dieser Ausarbeitung nicht gänzlich vermieden werden können. Um diesen Aspekt jedoch weitestgehend zu berücksichtigen, liefern die nachfolgenden Rahmenbedingungen Hinweise auf Anliegen der logopädisch-praktischen Ausbildung, um relevante Bezugspunkte und Kriterien für die Ausgestaltung des Generationenmodells zu erstellen.

4.1 Die klinisch-praktische Ausbildung

In den dualen Studiengängen der Logopädie wird die klinisch-praktische Ausbildung aufgrund des hohen Praxisanteils als wertvoll betrachtet, um kompetente Berufsanfänger*innen auf wissenschaftlicher Grundlage auszubilden. Kröckel bezeichnet „das therapeutische Arbeiten als Herzstück der Logopädieausbildung." (Kröckel, 2018, S. 9).

Um Ausbildungen künftiger Generationen kompetenzorientiert zu gestalten, halten Arnold & Pachner eine konstruktivistische Lernkultur für entscheidend. Lernende sollen sich selbstständig Lerngegenstände erschließen und diese in berufsbezogenen Kontexten anwenden können. Dabei unterstützen komplexe Aufgaben- und Problemstellungen Selbstorganisation und Anschlusslernen, sodass Kompetenzentwicklung gefördert wird. (vgl. Arnold & Pachner, 2011,

S. 305 f.). Laut Erpenbeck & Sauter benötigt Kompetenzentwicklung emotions- und werteaktivierende Lernprozesse. Fertigkeiten, Wissen und Qualifikationen als Bestandteile von Kompetenz lassen sich mit dem Erwerb von Werten als Kompetenzkerne in arbeitsintegrierten Lernprozessen verbinden. In diesem Bereich der Ausbildung findet eine direkte Verknüpfung theoretischer Qualifizierung mit Anwendung in realen berufsrelevanten Situationen statt. Studierende sind hier mit Widersprüchen und Konflikten konfrontiert, so dass Interiorisationsprozesse ausgelöst werden, also eine Verinnerlichung neuer Werte stattfindet. (vgl. Erpenbeck & Sauter, 2015, S. 21–28). Der Fokus im Rahmen dieser Arbeit richtet sich deshalb auf diesen klinisch-praktischen Teil der Ausbildung.

Die klinisch-praktische Ausbildung basiert auf Vorgaben der Ausbildungs- und Prüfungsordnung (LogAPrO, 1980). Die rechtliche Grundlage sieht für die Praxis der Logopädie 1520 Stunden vor mit „Übungen zur Befunderhebung", „Übungen zur Therapieplanung" und „Therapie unter fachlicher Aufsicht und Anleitung." (LogAPrO, 1980, S. Anlage 2, (zu § 1 Abs. 1). Diese Richtlinien sind gesetzlich verankert mit einem gewissen Spielraum zur einrichtungsspezifischen Gestaltung.

Die Berufsfachschule für Logopädie Göttingen verantwortet die Berufsausbildung der Studierenden im ausbildungsintegrierenden dualen Bachelorstudiengang „Therapiewissenschaften" am Gesundheitscampus Göttingen. Es handelt sich hier um einen interprofessionellen Studiengang für Physiotherapeut*innen und Logopäd*innen der Fachhochschule Hildesheim/Holzminden/Göttingen und der Universitätsmedizin Göttingen. Gemeinsames Lernen im hochschulischen Kontext, auch in interprofessionellen Veranstaltungen, soll die Handlungsmöglichkeiten der Lernenden im Hinblick auf den demografischen Wandel über die Grenzen des eigenen Berufs hinaus erweitern und evidenzbasiertes therapeutisches Handeln ermöglichen. Die Berufsfachschule dient im Folgenden als Bezugseinrichtung, um die in der Einleitung beschriebenen Anforderungen und damit verbundene Spannungsfelder für Lehrende sichtbar zu machen.

Im Anschluss an den Erwerb grundlegender fachtheoretischer Kenntnisse behandeln die Studierenden ab dem zweiten Semester Patient*innen, denen von Fachärzt*innen logopädische Therapie verordnet wurde. Diese Patient*innen weisen Sprach-, Sprech-, Stimm-, Hör- und Schluckprobleme auf. In der Berufsfachschule Göttingen können die 45-minütigen Therapien, die zusätzlich auf Video aufgezeichnet werden, von Lehrenden, Angehörigen und anderen Lernenden auch „live" durch eine Spiegelglasscheibe verfolgt werden. Die fachpraktische Ausbildung findet unter regelmäßiger und obligatorischer Ausbildungssupervision durch Lehrlogopäd*innen statt.

4.2 Flankierung durch Ausbildungssupervision

Unter Ausbildungssupervision ist nach Rappe-Giesecke eine Supervisionsform zu verstehen, die in Therapieausbildungen stattfindet und eine Berufsbefähigung zum Ziel hat. Lernende werden in der praktischen Anwendung konstant durch Berufserfahrene begleitet. (vgl. Rappe-Giesecke, 2009, S. 4 f.). In der klinisch-praktischen Logopädieausbildung dienen die durchschnittlich 45-minütigen Supervisionssitzungen der Flankierung des Theorie-Praxis-Transfers. Ziel ist hier die Förderung berufsspezifischer Kompetenzentwicklung und Reflexionsfähigkeit der Lernenden und die Wahrung der Beachtung der Patient*innenanliegen. Die Ausbildungssupervision findet in einem triadischen Gefüge statt, bestehend aus je einer*einem Lehrenden, einer*einem Therapierenden und einer*einem Co-Therapierenden. Triaden, als Gruppe mit drei aufeinander bezogenen Teilnehmenden profitieren davon, dass jede*jeder „in einem Dreieck sowohl Teil einer Beziehung als auch gleichzeitig Beobachter der Beziehung der beiden anderen ist." (Kaldenkerken, 2017, S. 61).

Im Rahmen der Vorbereitung auf die Ausbildungssupervision hat das Therapierendenteam den Auftrag, die Videoaufnahme anzusehen und zu reflektieren, welches Anliegen es in der gemeinsamen Besprechung bearbeiten möchte. Die*der Lehrende hat das Therapievideo ebenfalls analysiert und bringt auch ein Anliegen zur Auseinandersetzung in die Sitzung mit ein. Dadurch soll die Entwicklung der Lernenden gefördert sowie die Qualität der Behandlung und deren Effektivität für Patient*innen gesichert werden.

Diese Bedingungen können als Möglichkeiten zur Selbstorganisation bewertet werden. Selbstorganisation unterstützt nach Müller-Kolmstetter, dass Lernende berufsrelevante Kompetenzen erwerben können. Angestrebt wird dabei, dass es den Therapierenden gelingt, „eine stabile, professionelle Beziehung zum Patienten aufzubauen, die durch Empathie, Partizipation, Verständnis und Unterstützung geprägt ist." (Müller-Kolmstetter, 2017, S. 34). Aktuelles logopädisches, medizinisches und bezugsdisziplinarisches Fachwissen sind dabei grundlegend. Methoden der Diagnostik und Behandlung müssen patient*innenorientiert, störungsspezifisch und evidenzbasiert ausgewählt werden. Insbesondere Reflexionskompetenz ist unerlässlich, um Interaktion, Therapieplanung und Interventionen immer wieder kritisch zu hinterfragen und anzupassen. Zudem ist eine große Eigenverantwortlichkeit gefordert in der selbstständigen Planung, Durchführung und Reflexion einer jeden Therapieeinheit. Dadurch lernen die Therapierenden, adäquat auf Fortschritte oder beispielsweise auch spontan auftretende gesundheitliche Krisen der Patient*innen zu reagieren. (vgl. Müller-Kolmstetter,

2017, S. 34). Als schwierig erweisen sich Therapieverläufe, in denen Studierende den Anforderungen nicht gewachsen sind und eine Gefährdung des Patient*innenwohls absehbar ist. (vgl. Schrems, 2020, S. 19 f.). In diesem Fall wird den Studierenden die Therapie unter Umständen entzogen und es muss über weitere Umgehens- und Förderungsmöglichkeiten nachgedacht werden.

4.3 Anforderungen an Lernende und Lehrende durch die duale Struktur

Nach Behrens verbringen Therapierende deutlich mehr Zeit mit ihren Patient*innen als beispielsweise Ärzt*innen. Dieser langfristig angelegte Rhythmus der gemeinsamen Therapieeinheiten bringt eine hohe Intensität mit sich und setzt Verantwortlichkeit der Therapierenden voraus. (vgl. Behrens, 2019, S. 24). Duale Ausbildungssettings vereinen somit intensive praktische Tätigkeit mit den umfangreichen theoretischen Anforderungen eines Studiums. Die Dualität erfordert eine große Flexibilität von den Studierenden durch verschiedene Lernorte in der Hochschule, der Berufsfachschule und der Universitätsmedizin. Zusätzlich muss die Terminabsprache mit Patient*innen mit den Veranstaltungen koordiniert werden. Es besteht zudem der Auftrag, im Verlauf der sechs Semester bei 300 Therapien Mitstudierender und Lehrender zu hospitieren. Lernende müssen in diesem dichten Gefüge also eine Lernbereitschaft und Akzeptanz gegenüber ständig variierenden strukturellen Bedingungen mitbringen, die sich beispielweise in unregelmäßigen Arbeits- und Lernzeiten äußern.

4.4 Veranschaulichung sich ergebender Spannungsfelder

Mit Bezug auf die Fragestellung wird hier noch einmal das zuvor beschriebene Spannungsfeld aus der Perspektive der Lehrenden veranschaulicht. Es ergibt sich einerseits durch die Verantwortlichkeit für Patient*innen im Ausbildungsgefüge und andererseits durch die Anforderung, einen erfolgreichen Lernprozess für die Lernenden zu gestalten. Die folgende Abbildung stellt die Ausbildungssupervision als System gleichzeitig ablaufender Prozesse dar. (vgl. Clausen-Söhngen, 2012, S. 15) (Abb. 4.1).

Gleichzeitig ablaufende Prozesse im System der Ausbildungssupervision

4.4 Veranschaulichung sich ergebender Spannungsfelder

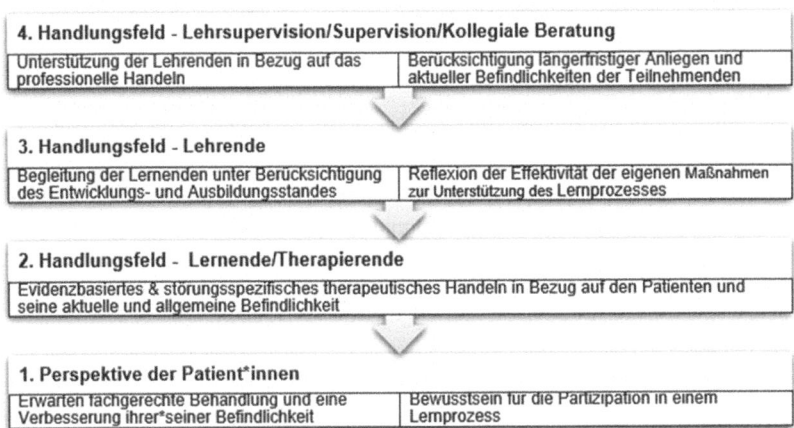

Abb. 4.1 Ebenen logopädischer Ausbildungssupervision (eigene Darstellung, in Anlehnung an Clausen-Söhngen, 2012)

Die Abbildung visualisiert das vorliegende Spannungsgefüge:

Die **unterste erste Ebene** stellt die Perspektive der Patient*innen dar, die sich einerseits in dem Bewusstsein anmelden, dass sie von Lernenden therapiert werden. Andererseits sind sie informiert über das Konstrukt der Ausbildungssupervision und vertrauen auf eine professionelle Behandlung ihrer Erkrankungen. (vgl. Clausen-Söhngen, 2012, S. 25). Durch Erwartungen innerhalb dieser Ebene beinhaltet Therapie auch einen Dienstleistungscharakter. Therapeutische Einrichtungen dürfen für ihr Angebot nicht werben und sind somit auf Patient*innenzufriedenheit und Mundpropaganda angewiesen. (vgl. Keßel, 2014, S. 24 f.).

Die **zweite Ebene** veranschaulicht in Anlehnung an Clausen-Söhngen, dass die Lernenden ihren aktuellen Möglichkeiten entsprechend eine fachlich korrekte, evidenzbasierte Behandlung erbringen sowie die Interaktion im Sinne der Patient*innen gestalten müssen. Sind die Therapierenden noch unerfahren, gelingt es ihnen nicht immer, ihr Gegenüber im Blick zu behalten. Als Anfänger*innen sind sie noch sehr beschäftigt mit eigenen Eindrücken, fachlicher Unsicherheit und der komplexen beruflichen Rollenstruktur. (vgl. Clausen-Söhngen, 2012, S. 25).

Im Rahmen der **dritten Ebene** ist die Ausbildungssupervision zu verorten. Lehrende der Logopädie begleiten die Lernenden im Lernprozess und regen „mit möglichst weitgehend gemeinsam vereinbarten Zielen zu professioneller Kompetenz" (Clausen-Söhngen, 2012, S. 25) an. Dabei müssen sie die Ebene der

Patient*innen im Blick behalten hinsichtlich des Therapieerfolgs, förderlich gestalteter Kommunikation und Interaktion sowie der fachlich-methodischen Korrektheit der therapeutischen Maßnahmen. Kröckel verweist auch auf unterschiedliche Ressourcen der Studierenden. (vgl. Kröckel, 2018, S. 64). Insgesamt sind diese Lernbedingungen als wertvoll und äußerst ermöglichend zu bewerten. Dennoch sind Fehlentscheidungen der Therapierenden dabei Faktoren, die begünstigen können, dass Lehrende die Führung auf der operationalen Ebene übernehmen und in der Ausbildungssupervision eher kontrollierend und vermittlungsdidaktisch agieren. (vgl. Kröckel, 2018, S. 61).

Die Lehrenden müssen also zusätzlich ihr eigenes Vorgehen bezüglich der Ausbildungssupervision im Hinblick auf eine effektive Unterstützung der Lernenden reflektieren.

Im Rahmen der **oberen vierten Ebene** findet deshalb Teamsupervision durch externe Supervidierende, kollegiale Beratung durch Kolleg*innen oder bestenfalls auch im Rahmen von Lehrsupervision statt. Lehrsupervision dient der Aus- oder Weiterbildung von Supervidierenden und wird als „Ort der gelungenen Weitergabe des Wissens vom Meister auf den Lehrling" (Fietze & Freitag-Becker, 2017, S. 323) bezeichnet. Dabei wird Clausen-Söhngen zufolge eine Weiterentwicklung der professionellen Kompetenz der Lehrenden in der begleiteten Analyse und Reflexion anspruchsvoller und schwieriger Supervisionssituationen mit Lernenden angestrebt[1]. (vgl. Clausen-Söhngen, 2012, S. 25).

Die Komplexität des Systems der Ausbildungssupervision mit ihren vielfältigen Ebenen wird durch die Abbildung sichtbar. Es ist gut vorstellbar, dass hier Schwierigkeiten, Konflikte und Chancen enthalten sind, die auch generational geprägte Anlässe aufweisen.

4.5 Einflüsse des demografischen Wandels auf das Ausbildungsgefüge

Nach einer Studie von Schwarzmann et al. zeigt sich in der Logopädie bereits heutzutage ein Fachkräftemangel, mit steigender Tendenz insbesondere im Hinblick auf den vermehrten Therapiebedarf einer alternden Gesellschaft. Zudem

---

[1] Für Lehrende der Logopädie haben Clausen-Söhngen, Baum & Tiessen eine spezifische Weiterbildung im Sinne einer modularisierten Lehrsupervision entwickelt. (Clausen-Söhngen, Baum, & Tiessen, LOGO + TA, o. J.). Die Lehrenden der Berufsfachschule Göttingen haben diese Weiterbildung absolviert und Prinzipien der Transaktionsanalyse in die Ausbildungssupervision implementiert.

wurde ein „Trend zu Berufsflucht" (Schwarzmann, et al., 2018, S. 26) nachgewiesen, der von Befragten mit mangelnder gehaltlicher Anerkennung der beruflichen Leistung bei steigender Komplexität der Anforderungen begründet wurde. Tatsächlich sank das relative Gehalt im Vergleich zur Gesamt-Gehaltsentwicklung seit 2005 bis 2015 um 5 %. (vgl. IAB, 2015).

Die Logopädieausbildung wurde und wird von diesen Entwicklungen beeinflusst. Während in Niedersachsen bis zum Jahr 2019 noch teilweise Schulgeld erhoben wurde, sollte seit August 2019 „das größte Hindernis der Nachwuchsgewinnung" (Staatskanzlei, 2019) durch Schulgeldfreiheit überwunden werden. Eine Berechnung des Fachkräftebedarfs im Gesundheitswesen bis 2030 zeigt schon aktuell einen Personalengpass mit deutlich steigender Tendenz. Im Zusammenhang damit wird beispielsweise eine Empfehlung ausgesprochen, die finanzielle Attraktivität einer Beschäftigung im Gesundheitswesen zu erhöhen. (vgl. Augurzky & Kolodziej, 2018, S. 30 f.). Die Universitätsmedizin Göttingen vergütet seit 2019 die logopädische Ausbildung an der Berufsfachschule. Zu Beginn der Bewerbendenauswahl im Jahr 2020 wurde zusätzlich die Entscheidung transparent gemacht, ab sofort, verknüpft mit einer Rückzahlungsvereinbarung, auch für die hochschulischen Semester ein Gehalt zu zahlen. Auf diese Weise soll eine Bindung der zukünftigen Therapierenden an die Universitätsmedizin erreicht werden. Hier ist herauszustellen, dass der Fachkräftemangel betriebliche Maßnahmen zugunsten der jüngsten Generation Lernender mit sich bringt, die nach Klaffke als nachhaltig beeinflussende Faktoren für das generationale Gefüge bewertet werden können. (vgl. Klaffke, 2014, S. V).

4.6 Zusammenfassende Reflexion

Die klinisch-praktische Logopädieausbildung bringt optimale Bedingungen für eine ermöglichende und konstruktivistische Lernkultur und somit für die Entwicklung beruflicher Kompetenz mit sich. (vgl. Arnold & Pachner, 2011, S. 305 f.). Die im Vorfeld dargestellten Spannungsfelder, allen voran die gleichzeitige und stellenweise paradox wirkende Verantwortlichkeit der Lehrenden für die Entwicklung der Lernenden, für deren Leistungsbewertung und für das Patient*innenwohl, bergen Konfliktpotenzial. (vgl. Kröckel, 2018, S. 61). Gerade in diesen Situationen können generational verankerte Vorurteile ungünstiges vermittlungsdidaktisches Handeln verstärken und Konflikte hervorrufen. Im nachfolgenden Kapitel soll anhand des Generationenmodells untersucht werden, aus welchem Konstrukt die unterschiedlichen Generationen auf Situationen mit derartigem Konfliktpotenzial blicken.

Das Generationenmodell 5

Die zeitliche Zuordnung von Generationen zu einem Generationenmodell nach Alterskohorten kann innerhalb der Generationen- und Jugendforschung als ebenso uneinheitlich bewertet werden wie die Generationenbezeichnungen selbst.[1] Gerade die wissenstheoretischen Zugänge, in denen allein historische Bezüge zur Generationenbildung grundgelegt werden, weisen die bereits erwähnte Forschungslücke auf. Zu kritisieren ist dabei die Relevanz und Auswahl der prägenden historischen Einflüsse, die nach Schröder nicht wissenschaftlich systematisiert und teilweise widersprüchlich zu bewerten sind. (vgl. Schröder, 2018, S. 471–473). Nach Fietze brach diesbezüglich die „generationssoziologische Theorieentwicklung mit der Zäsur durch den zweiten Weltkrieg" (Fietze, 2009, S. 239) ab und wurde auch im Anschluss forschungstheoretisch nicht wieder nachhaltig begründend aufgenommen. Im dritten Kapitel konnte anhand der Forschungsergebnisse Titzes die beeinflussende Variable des Bildungswachstums eingebracht und als gewinnbringende Theorie bezüglich der wissenstheoretischen Fundierung dargelegt werden. Eine Ausrichtung auf aufeinanderfolgende Alterskohorten wird in diesem Ansatz dahingehend belegt, dass im Bildungssystem die tradierte militärische Ordnungsstruktur in Alterskohorten vorherrscht. (vgl. Titze, 2019, S. 72–75). Dieser Argumentation folgend lässt sich somit für Ausbildungsgefüge eine Verbindung zum Alterskohortenmodell der Generationengestalten begründen.

---

[1] Beispiele für unterschiedliche zeitliche Einordnungen und Bezeichnungen der Generationen
  1. (Vgl. Oertel, 2007, S. 16)
  2. (Vgl. Klaffke, 2014, S. 12)
  3. (Vgl. Scholz, 2014)
  4. (Vgl. Maas, 2019, S. 7–9)

© Der/die Autor(en), exklusiv lizenziert durch Springer Fachmedien
Wiesbaden GmbH, ein Teil von Springer Nature 2021
E. Reichelt, *Intergenerationales Management*,
https://doi.org/10.1007/978-3-658-35605-7_5

5.1 Zeitliche Verortung der Generationen

Nach Hurrelmann & Quenzel ist das mittlere Jugendalter maßgeblich für die Bewältigung von Entwicklungsaufgaben durch eine produktive Verarbeitung sozialer und ökologischer Einflüsse auf der Basis körperlicher und psychischer Dispositionen. Jugendliche und junge Erwachsene sind in diesem Lebenszeitraum in der Lage, äußerst sensibel über das eigene Leben zu reflektieren. Diese formative Phase führt zur Entwicklung „einer besonderen, einmaligen und unverwechselbaren Persönlichkeitsstruktur" (Quenzel & Hurrelmann, 2016, S. 36) und zur Herausbildung einer spezifischen Identität. Auch für die jungen Menschen als gesellschaftliche Gruppe werden Einflüsse und Ereignisse kollektiv wirksam und hinterlassen „Spuren in ihrem Sozialcharakter." (Hurrelmann, 2016, S. 2). Ausgehend von dieser Perspektive wird in vielen Generationenmodellen mit Bezug zu dieser Jugendphase ein Zeitraum von 15 Jahren als generational prägend veranschlagt. Auf dieser Basis sollen auch hier die Generationen veranschaulicht werden.

Albert et al. führen in Abständen von etwa vier Jahren die Shell Jugendstudie durch, eine empirische Untersuchung der Einstellungen, Werte und des Sozialverhaltens Jugendlicher in Deutschland. Seit 2002 weist diese Studie ein identisches Studiendesign der quantitativen Erhebung sowie des leitfadengestützten qualitativen Interviews auf. (vgl. Albert, et al., 2019, S. 325–334). Der narrative Charakter der Studienergebnisse bildet umfangreich phänomenologische Beschreibungen von Werthaltungen und Verhaltensweisen der jüngsten Generation ab, die auch Anlass für Themenwahl und Fragestellung dieser Arbeit waren. Diese inhaltliche Nähe macht die zeitliche Orientierung der Generationen in Anlehnung an Albert et al. in dieser Arbeit plausibel.

Bezüglich der zeitlichen Zuordnung der Generationen ist zu bedenken, dass die Jahreszahlen einen Orientierungsrahmen bilden, um kollektive Deutungsmuster und gemeinsame Sozialisation darzustellen. Die Datierungen sind dabei nicht als absolute Grenze zu sehen. Nach Lüscher & Liegle ist „Sozialisation unter dieser Prämisse grundsätzlich offen" (Liegle & Lüscher, 2015, S. 285) und die verschiedenen Generationenidentitäten können sich gegenseitig beeinflussen. Die zeitlichen Einordnungen stellen also ein grobes Ordnungsschema dar.

5.2 Generationenbezeichnungen

Auch die Generationenbezeichnungen werden in der aktuellen Literatur nicht immer einheitlich verwendet. Die derzeit überwiegend etablierten Namen der

Generationen der Berufswelt orientieren sich am amerikanischen Muster. Oertel benennt in ihrer Forschungsarbeit aus dem Jahr 2007 „amerikanische Generationsidealtypen": „Veteran", „Baby Boomer", „Generation X", „Millennial/Generation Y." (Oertel, 2007, S. 27).

Kring & Hurrelmann zufolge lassen sich zunächst für Westdeutschland, nach der Wende für die gesamte Bundesrepublik, in diesem Sinne „seit dem zweiten Weltkrieg insgesamt sechs Generationen identifizieren" (Kring & Hurrelmann, 2019, S. 13), die in der nachfolgenden Tabelle dargestellt sind. Die Darstellung der ostdeutschen Generationenentwicklung kann im Rahmen dieser Ausarbeitung nicht aufgegriffen werden, da dies einen eigenen, sehr komplexen Forschungsbereich darstellt. (Tab. 5.1).

5.3 Sechs Generationen im Überblick

Tab. 5.1 Generationen seit dem zweiten Weltkrieg.(eigene Darstellung, in Anlehnung an Albrecht & Hurrelmann 2014, S. 17)

Generationenbezeichnung	Geburtsjahre	Prägende Jugendphase	Alter im Jahr 2021
Skeptische Nachkriegsgeneration	1925 bis 1940	1940 bis 1955	96 bis 81 Jahre
68er-Generation	1940 bis 1955	1955 bis 1970	81 bis 66 Jahre
Babyboomer	1955 bis 1970	1970 bis 1985	66 bis 51 Jahre
Generation X	1970 bis 1985	1985 bis 2000	51 bis 36 Jahre
Generation Y	1985 bis 2000	2000 bis 2015	36 bis 21 Jahre
Generation Z	2000 bis 2015	2015 bis 2030	21 bis 6 Jahre
Generation ?	ab 2015	ab 2030	bis zu 6 Jahre

Die Tabelle bildet die heute existierenden Generationen ab. Laut Berufsverband der Logopädieschulen (BDSL) und dem statistischen Bundesamt liegen keine Angaben zur prozentualen Verteilung der Lehrkräfte über die verschiedenen Generationen in Ausbildungseinrichtungen der Logopädie vor. Es ist aber davon auszugehen, dass sich die Lehrenden der Logopädie den Generationen der Babyboomer, der Generation X und der Generation Y zuordnen lassen. Die Generation Z befindet sich derzeit noch in der Phase der sensiblen Auseinandersetzung mit Umwelt und Gesellschaft. Die Studierenden betreffend ist unter Berücksichtigung der fließenden Übergänge der Generationen die Generation Z seit ca. 2018 in der Logopädieausbildung angekommen. Obwohl sich auch ältere Studierende, also Angehörige der Generation Y in der Ausbildung befinden, sollen im Rahmen dieser Arbeit die generationalen Anliegen und Anforderungen betrachtet werden, welche die Generation Z in das Gefüge einbringt. Für die jüngste Generation im Kleinkindalter hat sich derzeit noch keine Bezeichnung etabliert[2].

5.4 Generationen der Arbeitswelt

Studien wie die Shell Jugendstudie (Albert, et al., 2019) oder die Sinus Jugendstudie (Calmbach, et al., 2020) erforschen junge Generationen und analysieren ihre gemeinsame zeitliche Lagerung und spezifische gemeinsame Merkmale. Dabei werden prägende historische Ereignisse und Strömungen ebenso einbezogen wie Wertorientierungen und Verhalten in verschiedenen Lebensbereichen.

Nachfolgend soll ein Generationenmodell vorgestellt werden, welches die derzeitigen Generationen der Arbeitswelt und somit der Logopädieausbildung auf Basis der Studienergebnisse verdeutlicht. Diese werden ergänzt durch Veröffentlichungen anderer Autoren, die eine Kohärenz zur vorliegenden zeitlichen Verortung aufweisen. Die Vorstellung der jeweiligen Generationen beginnt mit einer kurzen historischen Einordnung. Mit Bezug auf die Rahmenbedingungen (Kap. 4) werden relevante Ordnungskriterien abgeleitet. Sie beinhalten das Verhältnis zu den Eltern, Werte und Einstellungen der jeweiligen Generation, die jeweilige Arbeitswelt, die Feedback- und Lernkultur und den mit der Generation verknüpften sozialen Wandel. Auf diese Weise sollen Unterschiede, Ähnlichkeiten und Entwicklungsverläufe sichtbar gemacht werden.

---

[2] In der wissenschaftlich fundierten Literatur gibt es noch keine verbindliche Bezeichnung für die jüngste Generation. In einigen eher populärwissenschaftlichen Veröffentlichungen wird dieser Generation in Anlehnung an Y und Z die Bezeichnung „Generation Alpha" (Maas, 2019, S. 99) zugeschrieben.

5.5 Die Babyboomer[3]

Sie sind[4] zwischen 1955 und 1970 geboren und in einer Zeit des wirtschaftlichen Wohlstands aufgewachsen. Die Babyboomer bilden zum Teil die Elterngeneration der Generationen Y und Z und sind außerdem die älteste Generation der Arbeitswelt, also auch der Lehrenden. (vgl. Albrecht & Hurrelmann, 2014, S. 17). Beispiele für historische Markierungspunkte sind die Zeit der deutschen Teilung und die damit verbundene wechselseitige und spannungsreiche Beeinflussung der beiden deutschen Staaten. In Westdeutschland prägt diese Generationenlagerung z. B. die Zeit des RAF-Terrors, die Friedensbewegung gegen Aufrüstung und die Beteiligung an der Anti-Atomkraftbewegung durch die Babyboomer. (vgl. Klaffke, 2014, S. 12). Die Partei „Die Grünen" formiert sich in der späten Jugendphase dieser Generation. (vgl. Bebnowski, 2012, S. 157).

5.5.1 Elterngeneration & vorausgehende Generation

Die Babyboomer werden von der Skeptischen Generation erzogen, die nach Hurrelmann ein wirtschaftlich zerstörtes Land und katastrophale Verhältnisse durch nüchtern-pragmatisches und zupackendes Handeln wiederaufbaute. Die ebenfalls beeinflussende vorangehende Generation der 68er wuchs somit in „einer wieder entspannten wirtschaftlichen Lage und einer funktionierenden Demokratie" (Hurrelmann, 2016, S. 2) auf. Sie forderten von den Älteren Auseinandersetzung mit dem Nationalsozialismus und Reflexion über autoritäre Haltungen und obrigkeitsgetreue Orientierungen.

5.5.2 Verhältnis der Babyboomer zu den Eltern

Die Babyboomer werden in den frühen Jahrgängen eher patriarchalisch-hierarchisch erzogen. Strafen auch körperlicher Art gehören neben Schweigen und Ausgrenzungen noch zu den typischen Erziehungsmaßnahmen. Verlangt wird

---

[3] Die Bezeichnung „Babyboomer" wird hier nicht im inklusiven Schreibstil dargestellt, da es sich um ein Lehnwort aus dem Englischen handelt. Zusätzlich ist gerade im Zusammenhang mit Generationen das Hervorrufen gesellschaftlich tradierter Verknüpfungen und Stereotypien mit einer Gruppe beabsichtigt. In diesem Sinne wird der traditionelle Begriff hier verwendet und soll dennoch eine individuelle Diversität beinhalten.

[4] In der Literatur, welche Generationen beschreibt, wird überwiegend die Zeitform des Präsenz genutzt. Aus diesem Grund wird diese Zeitform auch hier verwendet.

zu Hause und auch später in der Schule Gehorsam und Fleiß. (vgl. Engelhardt & Engelhardt, 2019, S. 14 f.) Im Verlauf der 60er Jahre wandeln sich die Familienstrukturen zu einem milderen, nicht-autoritären Erziehungsstil, in denen teilweise auch beide Elternteile berufstätig sind. Kindgerechte Einrichtungen wie Kindergärten, Sport- und Spielplätze werden erstmals geschaffen. (vgl. Oertel, 2014, S. 32). Für die Erziehung der späteren Jahrgänge beschreiben Albrecht & Hurrelmann eine Annäherung an die Sozialisation und Wertorientierungen der Generation X. (vgl. Albrecht & Hurrelmann, 2014, S. 22).

5.5.3 Werte und Einstellungen der Babyboomer

Sie wachsen in einer Phase des intensiven wirtschaftlichen Aufschwungs und einer dadurch optimistischen Ausgangslage heran. „Bildungssystem und Gesundheitswesen wurden stark ausgebaut" (Engelhardt & Engelhardt, 2019, S. 17) und Bildung, Ausbildung und Studium gewinnen an Wichtigkeit. Traditionen sind nicht mehr handlungsleitend. Zur Ausbildung verlassen viele Babyboomer ihren Geburtsort und setzen sich in neuen Lebenswelten mit Traditionen und vermittelten Werten kritisch auseinander. (vgl. Engelhardt & Engelhardt, 2019, S. 17 f.). Aufgrund der guten wirtschaftlichen Situation können sie sich Müller zufolge erstmalig eine postmaterialistische Wertorientierung leisten, also „einen einschneidenden Wertewandel von materialistischen (Vermögen und Besitztum) zu postmaterialistischen Werten (Selbstverwirklichung und Kommunikation)." (Müller, 2012). Durch diese Bedingungen entwickeln die Babyboomer eine ausgeprägte Fähigkeit zur Selbstreflexion, die ihnen ermöglicht, über ihr Leben freiheitlich und selbstbestimmt zu entscheiden. (vgl. Engelhardt & Engelhardt, 2019, S. 18 f.).

5.5.4 Arbeitswelt der Babyboomer

Kring & Hurrelmann beschreiben sie als die „konstruktiven, gestaltungs- und machtbewussten Babyboomer" (Kring & Hurrelmann, 2019, S. 13), die ausgezeichnete berufliche Perspektiven vorfinden und noch heute zahlreiche leitende Positionen innehaben. Zahlenmäßig sind sie die stärkste Kohorte in Deutschland überhaupt, also auch derzeit in der Arbeitswelt. Sie haben deshalb einen dominierenden Einfluss auf gesellschaftliche, wirtschaftliche und politische Entscheidungen. (vgl. Hurrelmann, 2016, S. 2).

5.5 Die Babyboomer

Aufgewachsen in patriarchalisch-hierarchischen Strukturen bringen die Babyboomer hierarchisches Denken in die Arbeitswelt ein. „Alter und Dauer der Betriebszugehörigkeit sind klare Hierarchie-Merkmale" (Engelhardt & Engelhardt, 2019, S. 20) und die Akzeptanz betrieblicher Hierarchien wird vorausgesetzt. Babyboomer haben die hohe Arbeitsmoral und Leistungsbereitschaft ihrer Eltern übernommen. Starken Abgrenzungstendenzen von Arbeit und Freizeit durch junge Arbeitnehmende, unerledigte Arbeit oder Gegenvorschläge empfinden Babyboomer eher als anmaßend. Es ist aber auch diese Generation, „in der Burnout zum ersten Mal beschrieben worden ist." (Engelhardt & Engelhardt, 2019, S. 21). Als langjährige Kernbelegschaft identifizieren sich Babyboomer häufig mit ihrem Unternehmen und empfinden diesbezügliche Loyalität. (vgl. Oertel, 2014, S. 39 f.). Betriebliche Regeln sind für sie verbindlich. Da Verhandeln und Handeln auf Augenhöhe in der eigenen Ausbildung kaum denkbar war, empfinden sie derartige Ansprüche zunächst als befremdlich. (vgl. Engelhardt & Engelhardt, 2019, S. 20 f.). Laut Oertel kommt es in den späten 60er Jahren zu einem Paradigmenwechsel in der Arbeitsmoral. Partizipation, Humanisierung und „das Motto Leistung und Zufriedenheit" (Oertel, 2014, S. 33) etablieren sich in der Arbeitswelt der Babyboomer.

5.5.5 Feedback und Lernkultur der Babyboomer

Für sie ist auch die Feedbackkultur durch hierarchisches Denken beeinflusst. Feedback bedeutet vorwiegend Kritik und auch hier eher von Älteren oder Vorgesetzten in Richtung der Jüngeren. Eine Umkehrung, also Lob oder Kritik von Lernenden an Lehrende gerichtet, ist für diese Generation tendenziell irritierend. (vgl. Engelhardt & Engelhardt, 2019, S. 19 f.).

Babyboomer, selber eher mit negativen Konsequenzen für Fehler aufgewachsen, haben nicht immer Verständnis für Fehler. Jüngere Generationen, die eine andere Fehlerkultur gewöhnt sind, begründen in der Arbeitswelt häufig ihre Missgeschicke. Aus eigenen frühen Erfahrungen heraus werden solche Begründungen von Babyboomern zum Teil als Ausreden angesehen und besteht eine gewisse Skepsis gegenüber einer konstruktiven Fehlerkultur. Lernen bewerten Babyboomer als wichtigen Weg für und in ein selbstbestimmtes Leben. Es ist für sie „immer eine Chance, und sei es zur Persönlichkeitsentwicklung." (Engelhardt & Engelhardt, 2019, S. 21). Überlegungen jüngerer Lernender zur Prüfungsrelevanz und somit Notwendigkeit von Lernstoff werden von dieser Generation teilweise als fehlende Motivation gedeutet. (vgl. Engelhardt & Engelhardt, 2019, S. 21).

5.5.6 Sozialer Wandel in der Zeit der Babyboomer

Nach Bebnowski beschleunigt die Technologisierung von Produktionsabläufen aus wirtschaftlichen Gründen den sozialen Wandel. Eine massive deutschlandweite Bildungsexpansion „hebt das Bildungsniveau in verschiedensten Sozialgruppen und Berufsfeldern an." (Bebnowski, 2012, S. 139). Es beginnt eine zunehmende Individualisierung und Selbstoptimierung. Patchworkbiografien belegen, dass die tradierte Idee der Gesellschaft als Kollektiv sich auflöst und Individualität an Wert gewinnt. (vgl. Bebnowski, 2012, S. 155).

5.6 Generation X

Die Bezeichnung Generation X wurde aus den USA vom gleichnamigen Roman D. Couplands übernommen. In Deutschland bezieht sich dieser Generationenname auf die zwischen 1970 und 1985 Geborenen. Sie sind heute zwischen 36 und 51 Jahre alt und repräsentieren überwiegend die Eltern der Generation Z. Der Generation X entstammen derzeit ebenfalls viele Berufstätige, also auch Lehrende der Logopädie. (vgl. Kring & Hurrelmann, 2019, S. 13). Diese Generationenlagerung ist beispielsweise durch das noch immer geteilte Deutschland, den Kalten Krieg, die internationale Wirtschaftskrise, hohe Arbeitslosigkeit, AIDS, Umweltzerstörung, das Reaktorunglück in Tschernobyl und Proteste gegen Kernenergie gekennzeichnet. (vgl. Oertel, 2014, S. 46).

5.6.1 Verhältnis der Generation X zu den Eltern

Der Erziehungsstil der Generation X kann als verhandlungsorientiert bezeichnet werden. Beide Elternteile arbeiten in dieser Zeit häufig. Durch die Antibabypille und die dadurch rückläufige Geburtenrate können Kinder, die der Generation X angehören davon ausgehen, dass sie geplante Kinder sind. Allerdings haben sie durchschnittlich auch deutlich weniger Geschwister als die vorangehenden Generationen und lernen als erste Generation auch häusliche Langeweile und Einsamkeit kennen. (vgl. Engelhardt & Engelhardt, 2019, S. 22 f.). Organisierte Beschäftigung z. B. in Sportvereinen und Musikschulen und auch Fernsehen, Computer und kommerzielles Spielzeug gewinnen an Bedeutung. (vgl. Oertel, 2014, S. 45).

5.6.2 Werte und Einstellungen der Generation X

Die Generation X ist ebenfalls in sicheren Verhältnissen aufgewachsen. Allerdings wurde sie auch durch eine erhebliche ökonomische Schwächeperiode geprägt. (vgl. Hurrelmann, 2016). So erlebt diese Generation die Gleichzeitigkeit von guter Versorgung und Verunsicherung. (vgl. Kring & Hurrelmann, 2019, S. 13). Bebnowski beschreibt die Werte der Generation X als mittelständisch bürgerlich durch die schwierigeren ökonomischen Bedingungen und eine zunehmende Arbeitslosigkeit. Dadurch werden, neben postmaterialistischen Motiven wie Engagement für Lebensqualität und Umwelt, auch materialistische Verhaltensmuster revitalisiert. Dies wird beispielweise beobachtbar an erstmals äußerlich sichtbaren Markenzeichen an Kleidung als Statussymbol. Konsumentscheidungen zeigen somit Abgrenzungen zu anderen sozialen Gruppen auf. (vgl. Bebnowski, 2012, S. 171–174). Sorgen um die Umwelt und politische Krisen sorgen nach Engelhardt & Engelhardt für eine pessimistische, bedrückende Zukunftsperspektive. Es entstehen zahlreiche jugendliche Subgruppen, wie z. B. Punks, Gruftis und Popper, die entweder eine „No-Future"-Mentalität oder eine Konsumorientierung aufweisen. Die eher richtungslose Vielzahl der Gruppierungen geht einher mit fehlenden Perspektiven und Visionen. Daraus entsteht die Wertorientierung zum Individualismus und die Präferenz dieser Generation, das Leben eigenverantwortlich zu gestalten. Diese prägenden Erfahrungen haben der Generation X im Erwachsenenalter zu einem stabilen individuellen Wertesystem verholfen. (vgl. Engelhardt & Engelhardt, 2019, S. 24–26).

5.6.3 Arbeitswelt der Generation X

Diese Generation „zeigt Ellenbogen, versucht sich im Spiel der freien Marktkräfte durchzusetzen" (Bebnowski, 2012, S. 176) und strebt Toppositionen an. Bebnowski benennt das „egozentrische Selbstkonzept" (Bebnowski, 2012, S. 178) als weitergeführtes Erbe der beiden vorangehenden Generationen. Wirtschaftliche Interessen und Bestrebungen treiben die jungen Menschen einerseits an, zeitgleich kommt es zu immer neuen Verschlechterungen in diesem Sektor. Die Generation „wird kollektiv enttäuscht und betreibt auch deswegen aggressive Statussicherung." (Bebnowski, 2012, S. 179).

Nach Oertel verfügt die Generation X über fundierte Aus- und Weiterbildungen. Sie sieht Arbeit zwar als zentralen Lebensinhalt an, hat aber ein Interesse an sozialer Gerechtigkeit und einem ausgewogenen Verhältnis von Arbeit und Privatleben, mit hoher Priorität für die Familie. (vgl. Oertel, 2014, S. 48).

In betrieblichen Gefügen gilt diese Generation als zuverlässig und selbstständig, auch in größeren Projekten. Sie treten häufig kritisch-hinterfragend bei Entscheidungen und Beschlüssen auch von Vorgesetzten auf. Sie bewerten eine solche Haltung als Zeichen von Engagement und eigenverantwortlichem Mitdenken. (vgl. Engelhardt & Engelhardt, 2019, S. 27). Nach Oertel ist diese Generation eher loyal gegenüber Organisationspersonen als gegenüber Organisationen oder Idealen. (vgl. Oertel, 2014, S. 49).

5.6.4 Feedback- und Lernkultur der Generation X

Die Generation X aktiviert auch hier ihre individualistische Grundhaltung und einen starken Leistungswillen. „Für das Arbeitsleben entsteht daraus ein ganz großer Wert: Eigenverantwortung." (Engelhardt & Engelhardt, 2019, S. 27). Dieser Wert kennzeichnet jedoch auch die Erwartungen an andere Generationen in Lerngefügen und Ausbildungssituationen. So erwarten Angehörige der Generation X eigenverantwortliches Handeln auch schon von Lernenden und „vergessen, dass sie selbst anleiten, kontrollieren, einfordern, loben und erinnern müssen." (Engelhardt & Engelhardt, 2019, S. 27).

5.6.5 Sozialer Wandel in der Zeit der Generation X

Laut Bundesagentur für Arbeit steigt die Arbeitslosigkeit von 1970 mit 0,6 % der berufstätigen Bevölkerung bis 1985 auf 8,1 %, also 2,3 Millionen Arbeitslose an. Somit stellt Arbeitslosigkeit seit der Wirtschaftswunderzeit zum ersten Mal ein großes soziales Problem dar. (vgl. bpb, 2020). Bezüglich des technologischen Wandels spielt für die Generation X zunächst das Fernsehen, später erste Computerspiele und die Erfindung von Mikroelektronik eine wichtige Rolle. Seit den 80er Jahren beschleunigt sich die Entwicklung der Computertechnologie von da an immer rasanter. Im Verlauf der 80er Jahre „diffundierten Computer und neue Medien in nahezu alle Bereiche der Gesellschaft. Kaum ein Lebensbereich blieb von der digitalen Revolution unberührt" (Danyel, 2012) und die sogenannte Informationsgesellschaft wurde geprägt. (vgl. Danyel, 2012).

5.7 Generation Y

Die Bezeichnung der Generation Y folgt dem für die Generation X etablierten amerikanischen Muster. Sie sind etwa zwischen 1985 und 2000 geboren und werden aufgrund der Jahrtausendwende auch „Millennials" genannt. Dieser Generation gehört die jüngste Gruppe der Lehrenden an. Sie wachsen als Erste in einem wiedervereinigten Deutschland auf. Diese Generationenlagerung ist durch internationale Konflikte, Terroranschläge wie 9/11, den Klimawandel, globale politische Spannungen und Jugendarbeitslosigkeit geprägt. Hinzu kommen die G8-, Bologna- und Kopenhagen-Reformen des Bildungssystems. Diese Gesamtheit bringt eine unberechenbare Zukunftsperspektive mit sich. (vgl. Albrecht & Hurrelmann, 2014, S. 8 f.).

5.7.1 Verhältnis der Generation Y zu den Eltern

Zwischen den Eltern und der Generation Y besteht eine strategische Allianz. Die jungen Menschen finden Schutz und Rückzugsmöglichkeiten, während die Eltern durch ihre Kinder Anschluss an die moderne Welt und ihre Medien erhalten, da sozusagen Fachleute an ihrer Seite sind. Sie unterstützen ihre Kinder intensiv und erfolgreich auf dem Weg durch das immer komplexere Bildungssystem und in die Arbeitswelt. (vgl. Hurrelmann, 2016, S. 3–7). „Die Eltern sind die wichtigsten Verbündeten in der unsicher gewordenen Welt." (Hurrelmann, 2016, S. 3). Die Elterngenerationen dieser und der nächsten Generation werden durch die Nähe zu ihren Kindern besonders in populärwissenschaftlicher Literatur als „Helicopter Parents" bezeichnet. Auf Grundlage der studiengestützten Definition für Helicopter Parents nach Wilhelm & Esdar fällt der tatsächliche Anteil unter den Eltern mit 2,4 % weitaus geringer aus[5]. (Wilhelm & Esdar, 2014, S. 68). Die Generation Y erlebt einen „verständnisorientierten Erziehungsstil" (Engelhardt & Engelhardt, 2019, S. 28), zum Teil ist er schon beratend-coachend. Auch

---

[5] Wilhelm & Esdar haben das Phänomen der Helicopter Parents in einer Studie durch spezifische Befragungen Studierender untersucht. Dabei wird Helicopter Parenting als eine überintensive Involviertheit der Eltern in die (schulische) Entwicklung definiert, die beispielsweise auch autonomieeinschränkend für Kinder oder Jugendliche wirken kann. Bei Schwierigkeiten z. B. in der schulischen Entwicklung kommt es zu externalen Schuldzuweisungen, z. B. zu den Lehrenden. Die Ergebnisse konnten diesen eher ungünstigen Erziehungsstil für 2,4 % der befragten Studierenden feststellen. (vgl. Wilhelm & Esdar, 2014, S. 68).

pädagogische Einrichtungen und die Schule tendieren zu einer offenen und unterstützenden Pädagogik. (vgl. Engelhardt & Engelhardt, 2019, S. 28–31). Diese Generation bringt deshalb andere Perspektiven auf pädagogische Gefüge ein als die älteren Generationen.

5.7.2 Werte und Einstellungen der Generation Y

Das Y in der Bezeichnung der Generation wird auch häufig als „Why" interpretiert. Das Fragepronomen steht nach Hurrelmann für eine fragende, suchende Grundhaltung. Aufgrund der schwierigen beruflichen Perspektiven musste die Generation viel investieren. Sie entwickelte ein pragmatisches, egotaktisches Verhalten und das „permanente Abwägen von Alternativen der Lebensführung" (Hurrelmann, 2016, S. 3), um auf dem Arbeitsmarkt eine Chance zu bekommen. Begleitet von großem Bewährungsdruck haben diese jungen Menschen „vorsichtig ihre Chancen sondiert und dazu ihre Bildungsabschlüsse strategisch optimiert." (Kring & Hurrelmann, 2019, S. 14). Vor diesem Hintergrund und der sich rasch entwickelnden digitalen Welt spielen für die Generation Y soziale Netzwerke und Teilhabe eine wichtige Rolle. Trotzdem oder gerade deshalb sind „persönliche und verbindliche Beziehungen von größter Bedeutung." (Klaffke, 2014, S. 62). Auch Freundschaft, Partnerschaft und Familienleben zählen zu den zentralen Werten dieser Generation. (vgl. Klaffke, 2014, S. 62).

5.7.3 Arbeitswelt der Generation Y

Von dieser Kohorte wird in Arbeitsmarkt und Berufsausbildung zunächst eine extrem hohe Flexibilität und Tatkraft verlangt. Die „Dynamisierung und Internationalisierung des Wettbewerbs" (Klaffke, 2014, S. 62) führt zu einem fortgesetzten ökonomisch-strukturellen Wandel. Dieser Strukturwandel bringt mit sich, dass Ausbildung und lebenslanges Lernen maßgebend für die Sicherung der eigenen Arbeits- und Beschäftigungsfähigkeit werden. (vgl. Klaffke, 2014, S. 62 f.). In den Jahren nach der Wiedervereinigung erhöht sich ab den 2000er Jahren sukzessive die Zahl der Arbeitslosen bis 2005 zu einem Maximum von 11,7 %, also 4,86 Millionen Arbeitslose. Die Generation Y steht der Gefahr gegenüber, keinen Ausbildungs- oder Arbeitsplatz zu bekommen und bemüht sich um unbezahlte Praktikumsplätze. Viele Wechsel aus Aufschwung- und Krisenzeiten haben ihnen Hurrelmann zufolge die Unberechenbarkeit bestätigt und sie veranlasst, sich durch möglichst hohe Schulabschlüsse Handlungsoptionen und Entwicklungschancen zu sichern. (vgl. Hurrelmann, 2016, S. 4 f.).

Angehörige der Generation Y betrachten Ausbildungen als „Entwicklungs- und Selbstverwirklichungsmöglichkeiten" (Klaffke, 2014, S. 64) und bringen diese Haltung in das Ausbildungsgefüge ein. Sie haben durch ihre „technologieaffine Lebensweise" (Klaffke, 2014, S. 65) Interesse an einer modernen technologischen Ausstattung in der Arbeitswelt. Diese Generation hat außerdem eine individuelle Arbeitsethik entwickelt. Diese beinhaltet den Wunsch nach erfüllender Arbeit, flachen Hierarchien und nach einer guten Vereinbarkeit von Familie und Beruf, der sogenannten Work-Life-Balance. Dazu gehören klar geregelte Arbeitszeiten, Teilzeitarbeit und Möglichkeiten, von zu Hause aus berufstätig zu sein. (vgl. Kring & Hurrelmann, 2019, S. 14). In beruflichen Gefügen wünscht sich die Generation Y sichere Bedingungen und eine vollwertige Zugehörigkeit. (vgl. Engelhardt & Engelhardt, 2019, S. 30).

5.7.4 Feedback- und Lernkultur der Generation Y

Die Generation Y strebt möglichst hohe Bildungsabschlüsse innerhalb des verdichteten Bildungssystems an. Sie zeigt ein hohes Maß an Disziplin bei der lebensbegleitenden Gestaltung der eigenen Bildungslaufbahn, um individuelle Bedürfnisse auch unter unsicheren Bedingungen zu verwirklichen. (vgl. Hurrelmann, 2016, S. 4 f.). Mit der Idee des lebenslangen Lernens entsteht nach Titze eine „paradoxe Verbindung von Möglichkeit und Zwang." (Titze, 2019, S. 150). Eigenes Handeln wird also vermehrt vor dem Hintergrund der Verantwortlichkeit für Erfolg und Misserfolg als individuelle Leistung oder ebensolches Versagen reflektiert. Diese Grundhaltung gegenüber Lehr-Lerngefügen fließt auch in die Funktion als Lehrende ein.

Die Generation Y ist es gewöhnt zu verhandeln, dass Lernstoff für sie abgewandelt wird und „Lehrkräfte persönlich auf sie eingehen." (Hurrelmann, 2016, S. 9 f.). Klare Regeln sind erwünscht, jedoch wird die Option auf Ausnahmen immer direkt einbezogen. Durch ihre Erziehung geprägt, wünschen sie regelmäßiges, wertschätzendes Feedback sowie Kommunikation auf Augenhöhe. (vgl. Engelhardt & Engelhardt, 2019, S. 28–32).

5.7.5 Sozialer Wandel in der Zeit der Generation Y

„Mitte der 90er Jahre kommt es mit der Erfindung und Verbreitung des Internets zu einer der größten Veränderungen des Informationswesens." (Klaffke, 2014, S. 60). Obwohl die Generation Y die Welt als Ort globaler Unruhen und Krisen erlebt, kann sie, als sogenannte „Digital Natives", „jeden Winkel der Welt und jede Nische des Alltagslebens durch interaktive Medien erkunden und sich weltweit verständigen." (Hurrelmann, 2016, S. 2 f.). Entstehung und Ausbau von Internet und sozialen Medien ermöglichen umfassende Partizipation und Vernetzung.

Generation Y ist in einer Welt des Multi-Optionen-Konsums aufgewachsen und hat das Bedürfnis, „den eigenen Lifestyle zum Ausdruck zu bringen." (Klaffke, 2014, S. 61). Ein hohes Tempo der Veränderung, insbesondere im technischen Bereich, ist für sie normal. Sie hat hier einen Vorsprung gegenüber älteren Generationen und fördert Innovation. (vgl. Engelhardt & Engelhardt, 2019, S. 30).

5.8 Generation Z

Bevor die Kriterien auch für die Generation Z Anwendung finden, soll noch Stellung genommen werden zu ersten Vermutungen zu Einflüssen durch die Corona-Pandemie.

5.8.1 Einfluss durch die Corona-Pandemie?

Die noch recht junge Generation befindet sich gemäß Albrecht & Hurrelmann noch in der prägenden Phase der Jugend- bzw. jungen Erwachsenenzeit. Die derzeitige Corona-Krise ist in vielen Lebensbereichen erlebbar und wirkt sich möglicherweise längerfristig auf Verhalten und Wertorientierungen aus. (vgl. Albrecht & Hurrelmann, 2014, S. 15). Die aktuelle Sinus-Jugendstudie greift diesen Aspekt durch ein Sonderkapitel auf. (vgl. Calmbach, et al., 2020, S. 576–623). Es handelt sich hier zunächst um Stellungnahmen der 14–17-jährigen Jugendlichen zum aktuellen Erleben der Corona-Krise. Es liegen jedoch noch keine langfristig gesicherten Erkenntnisse zur Auswirkung auf die hier relevanten Bereiche vor. Aus diesem Grund wird der Einfluss durch die Corona-Pandemie in dieser Arbeit nicht einbezogen.

5.9 Generation Z – auf der derzeitigen wissenstheoretischen Grundlage

Der Name „Z" folgt dem Bezeichnungsmuster der vorherigen Generation, ebenso der Name der „Post-Millennials". Ihrer Generation entstammen viele der derzeitigen Studierenden der Logopädie. Zahlreiche beeinflussende Bedingungen der Generation Y haben sich Klaffke zufolge fortgesetzt und sogar verstärkt. Dies betrifft die Globalisierung, die Komplexität der Anforderungen und die Pluralisierung der Lebensläufe. Flüchtlingskrisen und ein weltweit polarisierender Umgang damit kennzeichnen derzeit die Generationenlagerung. Ebenso relevant sind der deutlich spürbare Klimawandel, Klimaproteste, Populismus, Rechtextremismus und globale Konflikte. (vgl. Klaffke, 2014, S. 70).

5.9.1 Verhältnis der Generation Z zu den Eltern

Die Generation Z erfährt viel Fürsorge von ihren Eltern. Zu ihnen haben die jungen Menschen eine enge Verbindung. Sie sind wichtige Wegbegleitende und beraten ihre Kinder bei allen relevanten Lebensentscheidungen. (vgl. Kring & Hurrelmann, 2019, S. 18). Der beratend-coachende Erziehungsstil hat sich für diese Generation überwiegend etabliert. Auch für diese Elterngeneration kann von einer ähnlichen Prävalenzrate für die Verhaltensvariante des „Helicopter Parenting" (Wilhelm & Esdar, 2014, S. 68) ausgegangen werden. Gleichzeitig wird die Generation Z aufgrund der überwiegenden Berufstätigkeit beider Eltern schon früher und umfangreicher in pädagogischen Einrichtungen betreut. Einfluss und Bedeutung der Peergroup werden somit größer. (vgl. Engelhardt & Engelhardt, 2019, S. 36).

5.9.2 Werte und Einstellungen der Generation Z

Laut Schneekloth in Albert et al. zeigen die Ergebnisse der letzten Shell Jugendstudie, dass auch für Generation Z Familie, soziale Beziehungen sowie Partnerschaft im Zentrum der Lebensziele und Wertorientierungen stehen. Die wirtschaftliche Lage und berufliche Perspektiven können derzeit als relativ gut bewertet werden. Aufgrund der komplexen gesellschaftlichen Herausforderungen und der Sorgen um die Umwelt bevorzugen die jungen Menschen eher traditionelle Muster für das Privatleben. Familiäre und soziale Sicherheit sind sehr relevant für die Generation Z. (vgl. Albert, et al., 2019, S. 106 f.).

Sie zeigt sich generell leistungsbereit und möchte materiell abgesichert sein. Allerdings besteht „zunehmende Skepsis gegenüber dem neoliberalen Wettbewerbs- und Effizienzdenken." (Calmbach, et al., 2020, S. 14). Soziale Werte und Engagement für soziale und umweltpolitische Belange sind sehr wichtig. Insbesondere der Klimawandel motiviert die Generation zu großem Engagement, um die Überzahl der Älteren zum Handeln zu bewegen. Schneekloth zufolge sind Respekt und Toleranz gegenüber anderen Formen des Zusammenlebens und gegenüber Migrant*innen einer großen Mehrheit wichtig. (vgl. Albert, et al., 2019, S. 129 f.).

5.9.3 Arbeitswelt der Generation Z

Für die Generation Z ist wiederum „ein Trend zu höheren Schulabschlüssen zu verzeichnen" (BMBF, 2020) mit steigender Tendenz also zu Abitur, Fachabitur und Studienabschlüssen. Der starke Leistungsdruck der vorangehenden Generation hat sich in einen eher diffusen Leistungsdruck verwandelt. Im Hinblick auf den sich langfristig verstärkenden Fachkräftemangel sind die beruflichen Perspektiven sehr gut, so dass die Generation von Arbeitgebenden umworben wird. Die Generation Z ist sich dessen bewusst und kann in der Regel zwischen verschiedenen Ausbildungsplätzen oder Arbeitsstellen auswählen. Deshalb stehen ausgezeichnete Abschlussnoten nicht mehr so sehr im Fokus wie bei der Generation Y. (vgl. Kring & Hurrelmann, 2019, S. 16–18). „Generation Z dagegen ist spontaner, experimenteller, entspannter, hat ein ziemlich ausgeprägtes Selbstbewusstsein, das mitunter Gefahr läuft, in Überheblichkeit und Arroganz abzugleiten." (Kring & Hurrelmann, 2019, S. 16). In Good-Practice-Berichten werden Schwierigkeiten in Bezug auf mangelnde Selbstständigkeit und fehlende Eigeninitiative aufgeführt. (vgl. Kring & Hurrelmann, 2019, S. 135). Nach Leven, Hurrelmann & Quenzel in Albert et al. wünscht sich die Generation einen sicheren Arbeitsplatz. Dabei hat sich die Leistungsorientierung zugunsten des Wunsches nach sinnvollen und erfüllenden Arbeitsinhalten gewandelt. Sie bringen die Erwartung ein, die Berufstätigkeit gut mit anderen Lebensbereichen vereinbaren zu können und über ausreichend Freizeit beispielsweise für Freunde und Familie zu verfügen. (vgl. Albert, et al., 2019, S. 187–191). Diese Generation möchte keine Entgrenzung beruflicher Anliegen, sondern eine pragmatische Trennung von Beruf und Privatleben, einen „Work-Life-Cut" (Kring & Hurrelmann, 2019, S. 19) mit flexibler Gestaltung der Arbeitszeit.

Die Generation Z ist es gewöhnt, digitale Medien zu nutzen. Diese Technik können sie virtuos und intuitiv bedienen. So sozialisiert, sind für die jungen

Menschen Ängste, Hemmungen oder fehlende Leichtigkeit der älteren Generationen der Ausbildungs- und Arbeitswelt gegenüber moderner Technik und neuen Anwendungen nicht immer nachvollziehbar. (vgl. Kring & Hurrelmann, 2019, S. 15). Good-Practice-Berichten zufolge fehlt jedoch andererseits häufig eine umfassende digitale Kompetenz für den Umgang mit Medien und Daten. Smartphones und Apps bringen eher eine pragmatische Verwendung mit sich, so dass die jungen Menschen an eine nutzerorientierte Anwendung gewöhnt sind. (vgl. Kring & Hurrelmann, 2019, S. 110–112).

5.9.4 Feedback- und Lernkultur der Generation Z

Die junge Generation ist nach Leven & Utzmann in Albert et al. innovativen Medien gegenüber neugierig und aufgeschlossen. Den Umgang mit dem Internet haben sie sich überwiegend selbst erarbeitet und dabei wenig Unterstützung durch Eltern oder Schule erhalten. (vgl. Albert, et al., 2019, S. 252 f.). Das Internet wird laut Wolfert & Leven in Albert et al. auf breiter Ebene zunehmend wichtig als Informations- und Lernmedium. (vgl. Albert, et al., 2019, S. 235–242). Mit der hohen Social-Media-Aktivität verknüpft sich die Gefahr von Reizüberflutung, Ablenkung und Konzentrationsschwierigkeiten bei Lerninhalten, die eine Vertiefung erfordern. (vgl. Engelhardt & Engelhardt, 2019, S. 37–43).

Aufgrund der zahlreichen pluralisierten Lebens- und Arbeitsstile wünschen sich die jungen Menschen Transparenz, Klarheit und eine Achtsamkeit für soziale Beziehungen.

Wie schon bei der Generation Y sind auch für diese Generation „die Säulen der Hierarchie und Autoritätsgläubigkeit eingebrochen." (Engelhardt & Engelhardt, 2019, S. 42). In Lehrgefügen wird der Meinung der Experten nicht unbedingt geglaubt, sondern diese häufig zunächst im Netz überprüft. Handlungshinweise in Feedbackgesprächen gelten nicht zwangsläufig als verpflichtend, sondern werden eher als Möglichkeit bewertet. (vgl. Engelhardt & Engelhardt, 2019, S. 42 f.).

Die jungen Menschen möchten von Anfang an eigene Ideen einbringen und in Entscheidungsprozesse miteinbezogen werden. Ihnen ist Anerkennung, Kommunikation auf Augenhöhe und persönliche Ansprache wichtig. Sie wünschen sich regelmäßiges, häufiges und wertschätzendes Feedback. (vgl. Kring & Hurrelmann, 2019, S. 18).

5.9.5 Sozialer Wandel in der Zeit der Generation Z

Nach der Generation Y, die als Pioniere der Digitalisierung die Erfindung des Internets miterlebt haben, ist die Generation Z in diese Zeit hineingeboren worden. Die Angehörigen der Generation Z werden ebenfalls häufig als Digital Natives bezeichnet. Für sie ist das Smartphone der wichtigste Zugang zur digitalen Welt. Jeder Bereich ihres Lebens ist verknüpft mit sozialen Medien, so dass sie „gewissermaßen eine ‚digital durchwirkte' Persönlichkeit" (Kring & Hurrelmann, 2019, S. 13) aufweisen.

„Multikulturalität und ethnische Vielfalt sind selbstverständliche Kennzeichen der Sozialisation der Generation Z" (Klaffke, 2014, S. 71) und jede fünfte Person in Deutschland hat einen Migrationshintergrund.

Die heutige junge Generation verfügt laut Titze über so viel Geld und Kaufkraft wie keine jungen Menschen zuvor. Sie steht im Fokus der Konsumgüterindustrie. Persönliche Ansprache auf Augenhöhe, Kommunikation, Spaß, Unterhaltung und attraktive Dienstleistungen gehören zur Strategie der Konsumindustrie und somit zum gewohnheitsmäßig erlebten Kommunikationsstil dieser Generation. (vgl. Titze, 2019, S. 155 f.).

5.10 Zusammenfassende Reflexion

Zuvor bereits diskutierte Kritik an der aktuellen Literatur zur Charakterisierung von Generationen wurde bei der Recherche auch für die Autorin nachvollziehbar. Dabei zeigte sich die teilweise unklare wissenstheoretische Fundierung und negative Zuschreibungen im Rahmen der Generationenbeschreibungen. (vgl. Schröder, 2018, S. 471).

Allerdings unterstützt die Orientierung an regelmäßigen Studien mit narrativem Charakter und an Forschungsergebnissen, die eine vergleichbare zeitliche und inhaltliche Strukturierung beinhalten, die Erstellung eines kohärenten Konstrukts der vier Generationen. Dies ermöglicht eine systematische Auseinandersetzung mit ausgewählten Faktoren im historisch-chronologischen Verlauf. So können konkrete Hinweise auf Ambivalenzen und Konfliktpotenzial im Lehr-Lerngefüge der klinisch-praktischen Logopädieausbildung herausgearbeitet werden. (vgl. Liegle & Lüscher, 2015, S. 291–294).

Als Konfliktpotenzial sind generational unterschiedliche Perspektiven und Haltungen zu identifizieren. Dies gilt für:

5.10 Zusammenfassende Reflexion

- den erlebten Erziehungsstil
- die Bedeutung der Elterngeneration
- die Wertigkeit familiärer Bindungen
- hierarchische Strukturen in der Arbeitswelt
- eigenverantwortliches Arbeitshandeln
- Kommunikationsverhalten im Arbeitsgefüge
- Relevanz von Leistungsorientierung und Leistungsbereitschaft
- Loyalität zum eigenen Unternehmen
- Entgrenzung oder Trennung von Arbeit und Freizeit
- Ziel, Form und Bedeutung von Feedback
- Erleben und Gestaltung von Lernprozessen
- technische Innovation und Digitalisierung

Ein Ziel dieser Arbeit ist ein Erkenntnisgewinn über intergenerationale Gefüge im Ausbildungsprozess und daraus resultierendes Konfliktpotenzial. Tatsächlich wird ein solches Potenzial durch die Gegenüberstellung der Generationengestalten offensichtlich.

Vergleicht man außerdem die Generationenkonstrukte beim Lesen in chronologischer Reihenfolge, fällt zusätzlich auf, dass sich die Befunde für die Generation Z in vielen Bereichen nicht neu etabliert haben. Beispielsweise für Aspekte wie Elternbindung, Trennung von Arbeit und Freizeit, Konsumorientierung und auch für eine zunehmende Selbstbezogenheit ist eine sukzessive, prozesshafte Entwicklung schon bei den älteren der vier Generationen zu bemerken.

Nach Müller führt der Wertewandel im Verlauf der Generationen zwangsläufig zu einer Individualisierung und Pluralisierung, da Menschen ihr Leben nicht mehr an tradierten, kollektiven Lebensweisen ausrichten. (vgl. Müller, 2012). Die Pluralisierung der Bildungswege und die immer breitere Bildung der Individuen gehen Titze zufolge einher mit einer Verringerung der Prägung durch Milieus. Dadurch schwinden herausstechende Gruppenidentitäten und Generationengestalten weisen zunehmende Angleichungen auf. „Durch die Bildungsselektion werden die Menschen immer mehr zu Individuen" (Titze, 2019, S. 173) und gestalten ihren Lebensweg, um mit dem immer beschleunigteren Wandel zurechtzukommen. (vgl. Titze, 2019, S. 173 f.). Müller sieht für die unterschiedliche generationale Ausprägung materialistischer und postmaterialistischer Wertorientierungen einen Zusammenhang zu umgebenden Einflüssen. Hier gelten Faktoren wie Arbeitslosigkeit, Weltmarktkonkurrenz oder auch die Angleichung der europäischen Bildungssysteme als Beispiele für Stressoren. Die Präsenz derartiger Faktoren beeinflusst die generationale Werthaltung. Jedoch werden grundsätzlich „einmal etablierte Selbstverwirklichungswerte nicht einfach wieder verschwinden." (Müller, 2012).

Ein Bewusstsein für diesen langfristigen generationalen Anpassungsprozess könnte für Lehrende der Logopädie eine wertvolle wissenstheoretische Grundlage sein, um Achtsamkeit gegenüber generational geprägten (Fehl-)Interpretationen zu entwickeln.

Diese Betrachtungsweise wird an späterer Stelle aufgegriffen und zur Entwicklung von Handlungsimpulsen genutzt. Zunächst soll im folgenden Kapitel der Blick auf intergenerationales Konfliktpotenzial vertieft werden. Diese Erkenntnisse unterstützen dann eine zielgerichtete Entwicklung von Lösungsmöglichkeiten.

Intergenerationales Konfliktpotenzial 6

6.1 Was ist ein Konflikt?

„Konflikte sind ein allgegenwärtiges soziales Phänomen" (Brühl & Gereke, 2015, S. 24), das sich in allen gesellschaftlichen Kontexten und auf allen Ebenen zeigt. Dabei geht es nach Bonacker & Imbusch um soziale Tatbestände, die beispielsweise auf unterschiedlichen Interessen mindestens zweier Parteien beruhen. (vgl. Bonacker & Imbusch, 2010, S. 69). In Konfliktsituationen besteht Brühl & Gereke zufolge ein asymmetrisches Verhältnis der Beteiligten, die destruktive oder konstruktive Entwicklungen des sozialen Gefüges nach sich ziehen können. Werden Konflikte bearbeitet, „sind Konflikte **Motoren des sozialen Wandels** (Hervorh. im Orig.), denen eine integrierende Funktion" (Brühl & Gereke, 2015, S. 24) zukommt.

6.2 Konfliktpotenzial durch generational geprägte Deutungsmuster

Laut Kreyenberg sind Konflikte in Einrichtungen normal und unvermeidbar. Sie werden als belastend erlebt und die Menschen möchten sie vermeiden. Häufig führt dieser innere Rückzug zu immer gleichen Reaktionen nach altbewährten Mustern. (vgl. Kreyenberg, 2014, S. 97–99). Dies gilt auch besonders für Ausbildungseinrichtungen. Hier treffen „zwangsläufig auch unterschiedliche Altersgruppen mit anderen generationalen Prägungen aufeinander." (Alke, 2015, S. 48). Sie steuern spezifische Wertorientierungen und Bedürfnisse bei, also ihre individuellen Deutungsmuster. Deutungsmuster sind nach Arnold kognitive Muster und Handlungsroutinen, die durch lebensgeschichtliche Erfahrungen erworben wurden und eng mit der eigenen Identität verknüpft sind. Sie bieten Menschen Handlungsorientierung, Sinnhaftigkeit und Kontinuität für eigenes Verhalten. Gerade weil Deutungsmuster identitätsstabilisierend sind, halten Menschen insbesondere in unsicheren Situationen an ihnen fest. Dies gilt vor allem dann, wenn sie in eher frühen Lebensphasen erworben wurden. (vgl. Arnold, 2001, S. 71).

Die Jugendphase wird in der Generationenforschung als sensible Prägephase angesehen, in der Menschen sich generationale Wertorientierungen und Verhaltensweisen aneignen. (vgl. Quenzel & Hurrelmann, 2016, S. 36). In Bezug auf Lehrende und Lernende als Angehörige bestimmter Generationen kann davon ausgegangen werden, dass auch sie ihre spezifischen generational geprägten Deutungsmuster in das Ausbildungsgefüge einbringen. Diese sind Alke entsprechend jeweils mit einer gewissen Stabilität von denen der benachbarten Generationen abgrenzbar, wie auch das Generationenmodell im vorangegangenen Kapitel zeigt. (vgl. Alke, 2015, S. 48). Tritt eine neue Generation in das Gefüge ein, werden „organisationale Routinen aufgebrochen" (Alke, 2015, S. 24) und neue Werte und Verhaltensweisen regen das System mit neuem Input an.

In Ausbildungseinrichtungen wie auch in den Studiengängen der Logopädie sind Lehrende regelmäßig mit neuen Generationen konfrontiert. Treten in diesem Zusammenhang generationale Konflikte auf, kommt es zu (Fehl-)Interpretationen, Vertrauensvorbehalten und einem kollektiven Zugriff auf Generationenstereotypien. (vgl. Alke, 2015, S. 49). Die Relevanz dieser Zusammenhänge soll exemplarisch an einem Beispiel aus der Praxis verdeutlicht werden:

6.2.1 Fallbeispiel aus der Ausbildungspraxis

Eine Studierende übernimmt zu Beginn des dritten Semesters ihren ersten Patienten mit dem Störungsbild Dysphonie, also einer Erkrankung der Stimme. Sie arbeitet mit einer Kommilitonin, ihrer Co-Therapeutin, zusammen. Beide sind der Generation Z zuzurechnen und zeigen relativ solide Ergebnisse in theoretischen Prüfungen zum Thema. Der 60jährige Patient gehört zur Generation der Babyboomer und ist Lehrer für Physik und Biologie. Im Rahmen einer Schilddrüsen-Operation wurde ein Nerv verletzt, sodass er aufgrund einer Kehlkopf-Lähmung sehr heiser und die Stimme kaum belastbar ist. Da er in seinem Beruf vollständig auf seine Stimme angewiesen ist, ist er angespannt und macht sich Sorgen um seine Berufsfähigkeit. Die Lehrlogopädin kann die Sorgen nachvollziehen. Sie weiß, dass es jetzt auf eine effektive Anregung der Kehlkopfmuskulatur und begleitende Wahrnehmungsförderung zur Ermöglichung von Selbstfürsorge ankommt. Die Lehrende gehört der Generation X an.

In den ersten Therapieeinheiten leitet die junge Therapeutin Stimmübungen an, die von unterstützenden Bewegungen begleitet werden. Dabei klingt erfahrungsgemäß die Stimme längere Zeit noch extrem heiser und geräuschanteilig, bevor Besserung zu erwarten ist. Der Patient ist skeptisch und fordert als naturwissenschaftlich orientierter Lehrer häufig Erklärungen und fachliche Hintergründe. Therapeutin und Co-Therapeutin sind dadurch verunsichert und ebenfalls angespannt. In der Ausbildungssupervision möchten sie engmaschig angeleitet werden und schreiben alles mit, was die Lehrlogopädin sagt. Die Lehrlogopädin gibt Hinweise, welche theoretischen Inhalte das Therapeutinnenpaar fachlich vertiefen soll. In der kommenden Stunde sieht sie überwiegend die Umsetzung ihrer eigenen Hinweise, aber keine darüberhinausgehende Aktivität. In der folgenden Supervisionssitzung will sie überprüfen, ob selbstständig nachgearbeitet wurde und stellt viele fachliche Fragen.

Die Antworten überzeugen sie nicht. So ist sie einerseits ärgerlich über die nicht ausreichende Eigenverantwortlichkeit in der fachlichen Fundierung und andererseits besorgt, dass für den Patienten keine Fortschritte erreicht werden. In der Rückmeldung zu ungünstigem Therapeut*innenverhalten fließen Tränen bei der Therapeutin, die auch äußert, dass das Lernen zu viel sei nach einem langen Arbeitstag. Das hört die Lehrlogopädin skeptisch mit dem Gedanken im Hinterkopf, dass andere Lernende das früher doch auch geschafft haben. Die Co-Therapeutin weist darauf hin, dass sie gerade sehr viel zu tun haben für die hochschulischen Modulprüfungen und dass sie überfordert seien. Die Lehrlogopädin ist innerlich hin- und hergerissen. Einerseits kann das Gefühl der Überforderung in Prüfungsphasen berechtigt sein, andererseits schützt sich diese Generation aus ihrer Sicht relativ schnell vor Überlastung. Diese Haltung wirkt sich gegebenfalls zu Lasten der Verantwortlichkeit für die Rehabilitation des Patienten aus. Um seine Anliegen zu schützen, gibt die Lehrlogopädin in der folgenden Supervisionssitzung sehr viel Input mit überwiegend operationalen, kleinschrittigen Anweisungen. Beide „Parteien" haben eine ungute Erwartungshaltung die nächste Therapieeinheit betreffend.

6.3 Generationale Prägung und soziale Konstruktion von Wirklichkeit

Nach Franz kann ein pädagogischer Generationenbegriff als „(mehr oder weniger) absichtliche Herstellung der Generationenbeziehung charakterisiert" (Franz, 2010, S. 76) werden. Pädagogische Generationenverhältnisse „fokussieren aber im Besonderen das Gegenüberstehen unterschiedlicher Generationen in einer in

Bildungs-, Erziehungs- oder Lernkontexten stattfindenden Relation." (Niemeyer, Zick, & Dehmel, 2017, S. 62). Generationenverhältnisse sind also auch und gerade in Ausbildungen zur Regelung der Positionen im Lehr-Lerngefüge zu finden. Im Folgenden soll eine Verknüpfung des intergenerational bedingten Konfliktpotenzials in Ausbildungseinrichtungen mit dem erkenntnistheoretischen Zugang des systemisch-konstruktivistischen Theorieansatzes dargelegt werden. Auf dieser Basis wird anschließend das exemplarische Fallbeispiel analysiert. Grundlage ist zunächst die Kernthese des Konstruktivismus:

> „Menschen sind autopoietische, selbstreferentielle, operational geschlossene Systeme. Die äußere Realität ist uns sensorisch und kognitiv unzugänglich. Wir sind mit der Umwelt lediglich strukturell gekoppelt, d. h., wir wandeln Impulse von außen (…) auf der Grundlage biografisch geprägter psycho-physischer kognitiver und emotionaler Strukturen um. Die so erzeugte Wirklichkeit ist keine Repräsentation, keine Abbildung der Außenwelt, sondern eine funktionale, viable Konstruktion, die von anderen Menschen geteilt wird." (Siebert, 2005, S. 11).

Diese These lässt sich auch auf die generational beeinflusste Realität übertragen, da Menschen auch in Bezug auf ihre generationenspezifische Prägung über keinen Zugang zu einer objektiven Realität verfügen. Angeregt durch Erfahrungen und Ereignisse in der Jugendphase sind die daraus resultierenden Wertorientierungen und Verhaltensmuster für Angehörige der gleichen Generation plausibel. So ist also auch die Etablierung generationaler Deutungsmuster wichtig für junge Menschen, um die Vielzahl der umgebenden Eindrücke einordnen zu können. Dadurch verankerte emotionale Konstruktionen sind für Individuen in dieser sensiblen Phase handlungsleitend und identitätssichernd. (vgl. Siebert, 2014, S. 19 f.). Die Deutungsmuster aus der Vergangenheit beeinflussen Menschen ihr gesamtes Leben hindurch „in ihrer Wahrnehmung, Lagebeurteilung sowie Handlungsbegründung." (Arnold & Stroh, 2017, S. 6). Diese Zusammenhänge sind auch bedeutsam für Lehr-Lerngefüge, da hier typischerweise Generationen miteinander agieren. Insbesondere in schwierigen Lagen greifen Lehrende und Lernende auf ihre robusten emotionalen Muster zurück. In dieser Situation werden die Reaktionen selten bewusst erkannt, nüchtern geprüft oder auch überwunden. (vgl. Arnold & Stroh, 2017, S. 6). In Ausbildungseinrichtungen bringen Angehörige gleicher Generationen ähnliche Glaubenssätze über die eigene und auch über andere Generationen in das gemeinsame soziale System ein. Sie können sich in positiver oder auch negativer Deutung gegenseitig bestärken und die Überzeugungen sowie Gewissheiten über sich selbst und die anderen Generationen gemeinsam verdichten. Müssen Probleme unter Druck und Unsicherheit gehandhabt werden, kommt es laut Arnold bei Verfehlungen oft zu einer Aktivierung negativer Gewissheiten

6.3 Generationale Prägung und soziale Konstruktion von Wirklichkeit

über die Anderen. Deren Prägung unterscheidet sich im Hinblick auf den Umgang mit der aktuellen Schwierigkeit von der eigenen. Die Beteiligten erreichen durch negative Zuschreibungen, dass sie den eigentlichen Problemkontext verlassen und sich vom konkreten Problem distanzieren können. Dann sind äußere oder innere Schuldzuweisungen zum Gegenüber möglich und die Verantwortlichkeit für die Situation wird verlagert. Auf diese Weise werden eigene Gewissheiten der Lehrenden oder Lernenden über die jeweils Anderen bestätigt und müssen nicht überprüft oder verändert werden. (vgl. Arnold, 2019, S. 9–12). Alle Beteiligten sind dann damit beschäftigt, ihre Konstruktion der Wirklichkeit bestätigt zu finden, weiter durch ihre „Konstruktionsbrillen" auf die Situation zu blicken und die aktuelle Wahrnehmung an die vorhandenen auch generationalen Deutungsmuster anzupassen. (vgl. Arnold, 2019, S. 49).

Für das therapeutische Gefüge, das Erreichen der Ziele im Sinne der Patient*innen sowie die Weiterentwicklung der Lernenden kann dieser Zusammenhang ein großes Hindernis darstellen. Auslösereize im aktuellen Handeln können Emotionen und Verhaltensweisen aktivieren, die auch eine generational geprägte Abwehr beinhalten. Arnold zufolge kommt es in solchen Situationen zu einem emotionalen Downloading, so dass alte vertraute Begründungen in der aktuellen Situation fühlbar sind und ebenso vertraute Reaktionsweisen legitimieren. Lehrende und Lernende im Downloadmodus glauben, dass sie mit ihren Gefühlen und Interpretationen lediglich auf eine situative Zumutung reagieren, jedoch werden sie im Ursprung dort nicht verursacht. (vgl. Arnold, 2019, S. 83). Siebert verweist auf einen gewissen Wunsch nach Macht, der uns antreibt, wenn wir die Wirklichkeit zu unseren Gunsten konstruieren. Dieses intentionale Handeln ist durch subjektive Interessen motiviert und bringt „stets auch riskante Nebenwirkungen, unkalkulierbare Folgen und Langzeiteffekte" (Siebert, 2005, S. 23) mit sich. Für Lehr-Lerngefüge ergibt sich deshalb aus diesem Zusammenhang zwangsläufig der Auftrag des reflexiven Lernens. (vgl. Siebert, 2005, S. 22 f.). Dies soll im Folgenden näher erläutert werden.

Im Ausbildungsgefüge besteht die permanente Gefahr, dass ungünstige, generational geprägte Primärkonstruktionen in der Zusammenarbeit mit jüngeren Menschen immer wieder angesprochen werden. Arnold & Stroh empfehlen eine sachliche Prüfung der vertrauten Muster, um situationunangemessenes Handeln zu vermeiden. (vgl. Arnold & Stroh, 2018, S. 8). Für den konstruktiven Umgang mit Konflikten und Einflüssen durch generational geprägte Interpretationen benötigen Lehrende die Position reflexiver Beobachtender, welche den Fokus kritisch auf sich selbst richten. Längerfristig kann durch bewusste Selbstreflexion eine Achtsamkeit für generationale Primärkonstruktionen entstehen mit neutralerem Blick und „frischem Denken". (vgl. Arnold, 2019, S. 23–25). Es geht dabei um das Bemühen sich, „die Unvermeidbarkeit der primärkonstruktiven Einmischung in unser Gewissheitserleben sozusagen selbstkritisch in Rechnung zu stellen." (Arnold, 2019, S. 31). Dies ermöglicht eine Beobachtung, Reflexion und schließlich eine Rationalisierung der dabei wahrgenommenen Deutungs- und Emotionsmuster. Neue Handlungsperspektiven können dann leichter sichtbar werden, da sich ein anderer Blick auf die Wirklichkeit eröffnet. (vgl. Arnold, 2019, S. 31). Für Lehrende ist auf diese Weise der aktive Versuch möglich, „den Unterschied zur eigenen Position in den Blick zu nehmen" (Arnold & Stroh, 2018, S. 8) und gemeinsames Lernen zu ermöglichen.

Siebert betont, dass für gemeinsames Lernen eine strukturelle Kopplung der Systeme nötig ist. Dazu muss Offenheit, Interesse und im positiven Sinne auch eine Irritation des selbstreferentiellen Systems der Lernenden erreicht werden. Aus diesem Grund ist die Entwicklung einer generational-achtsamen Haltung elementar, damit eine positiv-ausgewogene Lernatmosphäre hergestellt werden kann. Im Lehr-Lerngefüge liegt die Verantwortlichkeit dafür primär bei den Lehrenden, wenngleich die Prinzipien der strukturellen Kopplung um die Aspekte der Selbstorganisation und Selbstverantwortung der Lernenden erweitert werden müssen. (vgl. Siebert, 2005, S. 78–80). Dieser Aspekt soll jedoch erst im achten Kapitel aufgegriffen werden.

Im weiteren Verlauf dieses Kapitels wird nun auf dieser wissenstheoretischen Basis das Zusammenwirken der generationalen Deutungsmuster in dem exemplarischen Fallbeispiel analysiert, um im siebten Kapitel Handlungsimpulse für die logopädische Ausbildungspraxis ableiten zu können.

6.3.1 Analyse der beeinflussenden generational geprägten Deutungsmuster

Zur Analyse des Fallbeispiels werden die Erkenntnisse zu den jeweiligen Generationengestalten aus dem fünften Kapitel „Generationen der Arbeitswelt" herangezogen. Unter Berücksichtigung der Systemsicht ist sowohl die Perspektive der Lehrenden, der Lernenden als auch die des Patienten relevant.

Analyse des Verhaltens des Patienten
Der 60jährige Patient gehört zur Generation der Babyboomer, die nach Hurrelmann als älteste Generation der Berufswelt sehr erfahren sind und häufig in leitenden oder übergeordneten Positionen arbeiten. (vgl. Kring & Hurrelmann, 2019, S. 13). Der Patient im Beispiel ist schon eine lange Zeit als Lehrer tätig. Es ist davon auszugehen, dass er die Anleitung jüngerer Generationen gewöhnt ist. Dabei hat

6.3 Generationale Prägung und soziale Konstruktion von Wirklichkeit

er eine Position mit Wissens- und Erfahrungsvorsprung inne. In der Therapiesituation besetzt er stattdessen eine unsichere Position mit wenig Planungs- und Einflussmöglichkeiten bei großer Sorge um sein berufliches Handeln in einem sprechintensiven Beruf. Für Babyboomer wurde ein eher hierarchisches Verständnis von Lern- und Arbeitsgefügen festgestellt. Es könnte somit für ihn eine Schwierigkeit darstellen, sich in einer eher unterlegenen Position zu befinden. Deshalb blickt er möglicherweise mit einer „Lehrenden-Konstruktionsbrille" auf die lernenden Therapeutinnen, die er ansonsten im Berufsleben unterrichtet. (vgl. Arnold, 2019, S. 49).

Seine differenzierten Nachfragen zum therapeutischen Handeln richtet er auf den naturwissenschaftlich-medizinischen Bereich aus, ein für ihn vertrauter Bezug in der unsicheren Lage. Dieses „Rangeln" um Expertentum könnte ihm gegebenenfalls helfen, in der ungewohnten hierarchischen Position identitätssichernde Gewissheiten und eine gewisse Kontrollmöglichkeit herzustellen. So kann er die Situation durch ein für ihn vertrautes Lehr- und Führungshandeln beeinflussen. (vgl. Siebert, 2014, S. 19 f.).

Analyse des Verhaltens der Lernenden
Den Patienten betreffend: Erfahrungen für professionelles Verhalten in dieser neuen Rolle gegenüber älteren Lehrenden werden höchstwahrscheinlich noch kaum etabliert sein. Die Generation Z konnte schon deutlich gestaltender und verhandelnder in Unterrichtsgefügen Einfluss nehmen als ältere Generationen. Dennoch ist anzunehmen, dass die Lernenden auch Erfahrungen im Umgang mit Lehrenden gesammelt haben, die ein eher hierarchisches Denken einbringen. (vgl. Engelhardt & Engelhardt, 2019, S. 42). Die Lernenden der Generation Z befinden sich erst seit kurzer Zeit in einer aktiv handelnden beruflichen Rolle. Das Wissen um den Beruf des Patienten und sein intensives Nachfragen könnte die Lernenden in ihrer neuen Rolle verunsichern und eher eine frühere „Konstruktionsbrille" als Schülerinnen in einer Prüfungssituation aktivieren. (vgl. Arnold, 2019, S. 49).

Analyse des Verhaltens der Lernenden
Die Lehrlogopädin betreffend: Generation Z ist elterliche Fürsorge und Unterstützung in schwierigen Lebenssituationen gewöhnt. Die Lehrlogopädin gehört potentiell zu der Generation, welche die Therapeutinnen mit der Elterngeneration verknüpfen. Es ist denkbar, dass es zu einer Übertragung des gewohnten Konstrukts zu elterlichem Verhalten in die Ausbildungssituation kommt[1]. Laut Kriz werden

---

[1] Nach Franz transportiert der Generationenbegriff auch in Bildungseinrichtungen einen genealogischen, also familialen Zusammenhang. Dieser ist in der akademischen Umgebung auch beispielsweise an Metaphern wie „Doktorvater/Doktormutter" zu beobachten, durch die

Übertragungen in der Psychoanalyse zwar therapeutisch zur Ergründung von Ursachen genutzt. Außerhalb der psychotherapeutischen Analysesituation erweist sich ein Ausagieren der Übertragung meist als ungünstig und führt eher zu einer Wiederholung früherer Konflikte. (vgl. Kriz, 2014, S. 51). Es ist somit denkbar, dass dieser Zusammenhang die gemeinsame Arbeit auf der beruflichen Ebene beeinträchtigt.

Aus der generationalen Perspektive erhält für die jüngste Generation freie Zeit im Anschluss an die Arbeit einen wichtigen Stellenwert. Der Rat der Lehrenden, sich fachlich nochmal umfassend zu fundieren, wurde nicht sehr intensiv umgesetzt. Eventuell bestand eine größere Belastung durch häusliche Prüfungsvorbereitung. Denkbar ist vor diesem Hintergrund jedoch auch die Schaffung eines Schonraums im Sinne des „Work-Life-Cut". (vgl. Kring & Hurrelmann, 2019, S. 19). Als Reaktion auf ihre mangelnde fachliche Fundierung erleben die Lernenden daraufhin auch hier ein prüfungsähnliches Gefälle, jedoch nicht die Unterstützung, die sie sich voraussichtlich gewünscht hätten.

Für die Generation Z ist wertschätzendes Feedback auf Augenhöhe auch von Ausbildenden wichtig. (vgl. Kring & Hurrelmann, 2019, S. 18). Wahrscheinlich ist aus der Rückmeldung der Lehrlogopädin Ärger oder Unzufriedenheit herauszuhören und mimisch zu beobachten. Die Kritik am Therapeut*innenverhalten, also an der Gestaltung der Interaktion zum Patienten, berührt offenbar einen unsicheren Handlungsbereich der Therapeutin. Sie scheint überfordert zu sein und reagiert mit Weinen. Dieses Verhalten enthält wiederum einen Spielraum von echter Verunsicherung bis hin zu einer unangemessenen Reaktion außerhalb der professionellen Ebene. (vgl. Franz, 2010, S. 213).

Die Co-Therapeutin äußert sich auf Augenhöhe und begründet die zurückhaltende Vorbereitung. Es kann angenommen werden, dass sie erwartet, dass die Gründe in die Beurteilung der Situation einbezogen werden. (vgl. Kring & Hurrelmann, 2019, S. 18).

Analyse des Verhaltens der Lehrlogopädin
<u>Den Patienten betreffend</u>: Die Lehrlogopädin arbeitete im Verlauf ihrer Berufstätigkeit häufig mit Patienten der Generation Babyboomer zusammen. Sie hat eine Wahrnehmung entwickelt für die starke Belastung insbesondere für Sprechberufler*innen dieser Generation bei Stimmverlust, daran gekoppelte drohende Berufsunfähigkeit und den Verlust der beruflichen Identität. (vgl. Oertel, 2014, S. 39 f.). Da sie weiß, dass eine erfolgreiche Behandlung zumindest mit deutlicher

---

eine „Familienmetapher in den außerfamilialen Raum hineinragt." (Franz, 2010, S. 213). In der beruflichen Umgebung kann diese Verknüpfung „zu Spannungen und Konflikten führen, die in den familiären Rollenbildern begründet liegen." (Franz, 2010, S. 213).

6.3 Generationale Prägung und soziale Konstruktion von Wirklichkeit

Verbesserung des Befundes möglich ist, verspürt sie offenbar eine große Verantwortlichkeit dahingehend. Der Patient soll nicht unter der Unerfahrenheit der Lernenden leiden. (vgl. Engelhardt & Engelhardt, 2019, S. 27). Es kann vermutet werden, dass dies während der Analyse von Therapievideos oder hinter der Supervisionsscheibe zu einer verstärkten Wachsamkeit für eine unzufriedene Ausstrahlung des Patienten und sein häufiges Nachfragen führt.

Analyse des Verhaltens der Lehrlogopädin
Die Lernenden betreffend: Die Lehrlogopädin nimmt die Unsicherheit der Lernenden wahr und kann sie höchstwahrscheinlich nachvollziehen. Ausgehend von ihrer eigenen generationalen Perspektive erwartet sie Gegenmaßnahmen, wie selbstständiges Recherchieren und eigenverantwortliche fachliche Auseinandersetzung mit Unklarheiten. Aus ihrem generationalen Konstrukt heraus ist es ein logisches Umgehen mit Schwierigkeiten, sich alleine „auf den zu Weg machen". Es besteht Grund zu der Annahme, dass sie aufgrund ihrer Sorge um das Wohl des Patienten sichergehen will, dass das Richtige erarbeitet wird. Deshalb erteilt trotz des Wunsches nach Eigenverantwortlichkeit dazu Aufträge. Vermutlich ist sie ärgerlich über die eher passive Herangehensweise und den mangelnden zeitlichen Einsatz als Reaktion auf ihre Aufträge. (vgl. Engelhardt & Engelhardt, 2019, S. 27). Es besteht die Vermutung, dass sie das Weinen der Therapeutin auf ihr kritisierendes Feedback hin nicht klar einordnen kann. Aus ihrer generationalen Perspektive heraus ist Weinen kein übliches Verhalten in Arbeitskontexten. Dennoch hat sie diese Reaktion schon häufiger mit Lernenden erlebt, die überfordert waren. Sie weiß auch um die Verdichtung der Aufgaben durch die Dualität des Studiengangs. Allerdings ist sie sich nicht sicher, ob tatsächlich keine zeitlichen Ressourcen vorhanden waren. Ansonsten ist anzunehmen, dass sie ein Verhalten der Therapeutinnen, der Freizeit Vorrang zu geben, angesichts der Nöte des Patienten als nicht korrekt bewertet. Grundlage für diese Beurteilung könnte eine generational geprägte Vorannahme über die nicht ausreichende Anstrengungsbereitschaft dieser Generation sein. (vgl. Engelhardt & Engelhardt, 2019, S. 49).

Die Lehrende hält eine Weiterentwicklung der Lernenden bezüglich der Verantwortungsübernahme in der beruflichen Rolle für wichtig. Kritische Anmerkungen, wie die der Co-Therapeutin, kann sie prinzipiell wertschätzen. Vor dem Hintergrund der therapeutischen Verpflichtung gegenüber dem Patienten ist es allerdings wahrscheinlich, dass sie eine eigenverantwortliche Auseinandersetzung mit der fachlichen Materie bevorzugt. (vgl. Engelhardt & Engelhardt, 2019, S. 27).

Daraus folgernd kann die Hypothese aufgestellt werden, dass die Ausbildungssupervision zu einer situativen Verunsicherung der Lehrlogopädin führt. Anstelle einer kompetenzfördernden Anregung erhält die Supervision einen stark inputorientierten, kleinschrittigen Vermittlungsfokus mit einer negativen Grundstimmung. Die Verantwortlichkeit für Planung und Entscheidungen verlagert sich zunehmend in Richtung der Lehrlogopädin, deren Kontrollverhalten bezüglich der Erledigung der Aufträge zunimmt. Da ihr eine distanzierte und nüchterne Prüfung ihrer Vorannahmen nicht gelingt, setzen sich generational geprägte Gewissheiten durch. Ihre inneren Schuldzuweisungen gegenüber den Angehörigen der Generation Z tragen zur gemeinsamen Verdichtung der sozialen Konstruktion der Wirklichkeit bei. (vgl. Arnold, 2019, S. 83).

6.4 Zusammenfassende Reflexion

Die Analyse des Fallbeispiels auf wissenstheoretischer Grundlage zeigt, dass eine unreflektierte Beurteilung der Situation aus dem jeweiligen Generationenkonstrukt zu einer Verfestigung der negativ konnotierten intergenerationalen Gewissheiten führen kann. (vgl. Arnold & Stroh, 2017, S. 6). Dadurch werden Konflikte eher verfestigt und sind nicht zur Bereicherung und Weiterentwicklung der Lernenden nutzbar. (vgl. Brühl & Gereke, 2015, S. 24). Um konstruktives Lernen im Sinne einer strukturellen Kopplung zu ermöglichen, sollen im weiteren Verlauf dieser Arbeit denkbare Handlungsimpulse erarbeitet werden. Vor dem Hintergrund der Intention, Chancen für intergenerationales Management für Lehrende der Logopädie zu entwickeln, wird zunächst die Förderung einer Achtsamkeit für generationale Prägungen vorgestellt. Damit Lehrende ihrer primären Verantwortung nachkommen können, nämlich der Ermöglichung von Lernen in einer positiven und ausgewogenen Arbeitsatmosphäre, benötigen sie Instrumente zur Selbstreflexion und zur nüchternen Prüfung beeinflussender Faktoren. (vgl. Arnold, 2019, S. 31). Dazu sollen in den folgenden Kapiteln Impulse für die praktische Arbeit abgeleitet werden.

Nach Krings & Hurrelmanns Ansicht ist es in der Berufspraxis außerdem häufig erforderlich, die Generation Z in Bezug auf Einstellungen und Belastbarkeit dahingehend zu fördern, dass sie den Anforderungen der Arbeitswirklichkeit gewachsen ist. (vgl. Kring & Hurrelmann, 2019, S. 131). Dieser Zusammenhang soll im übernächsten Kapitel aufgegriffen und ebenfalls in Form von Handlungsimpulsen verdeutlicht werden.

Theorie-Praxis-Transfer – Intergenerationales Management

7

Management ist ein populärer Begriff, der in zahlreichen beruflichen und gesellschaftlichen Kontexten zu finden ist. Nach Schreyögg & Koch wurde eine frühere Selbstversorgung der Menschen mit allem Lebensnotwendigen heutzutage abgelöst. Etabliert hat sich stattdessen ein Angebot von Gütern und Dienstleistungen durch Organisationen. Diese Entwicklungstendenz tritt vor dem Hintergrund des rapiden sozialen Wandels immer deutlicher hervor. Professionelles Management ist diesbezüglich als Schlüsselqualifikation zu bewerten und „sollte auf allgemeinen, wissenschaftlich fundierten Grundsätzen aufbauen, die den kontinuierlichen Erfolg dieser Tätigkeit absichern." (Schreyögg & Koch, 2020, S. 4). Um den Begriff mit der hier angestrebten Intention zu definieren, wird die funktionale Perspektive von Management herangezogen. Dabei geht es um „Aufgaben, die zur effektiven Steuerung von Leistungsprozessen erfüllt werden müssen." (Schreyögg & Koch, 2020, S. 4). Dieser Zusammenhang soll im nächsten Abschnitt auf das Gefüge der klinisch-praktischen Logopädieausbildung übertragen werden.

7.1 Darstellung des Begriffs des intergenerationalen Managements

Das Miteinander verschiedener Generationen im Arbeitsleben führt nach Klaffke zu einer „Parallelität von unterschiedlichen Werten und Vorstellungen." (Klaffke, 2014, S. V). Der drohende Fachkräftemangel erfordert, dass Lebensarbeitsphasen verlängert werden und somit viele Generationen in einer Organisation miteinander arbeiten. (vgl. Franz, Frieters, Scheunpflug, Tolksdorf, & Antz, 2009, S. 10). Diesbezüglich zielt Klaffkes Generationen-Management darauf ab, „die Arbeitgeberattraktivität zu steigern und betriebliche Rahmenbedingungen derart zu gestalten, dass alle Altersgruppen im Unternehmen fähig und bereit sind, ihren vollen Einsatz zu leisten." (Klaffke, 2014, S. V).

In Ausbildungsgefügen kommt eine andere Dimension der intergenerationalen Anforderungen hinzu. Franz hat sich mit der Verknüpfung von Generationenverhältnissen und organisationalem Lernen im Rahmen einer Untersuchung auseinandergesetzt. Dabei zeigen sich „im Material kaum Hinweise auf die Wahrnehmung von pädagogischen Generationenbegriffen." (Franz, 2017, S. 93).

Es kann also zusammengefasst werden, dass Konzepte existieren, welche die Zusammenarbeit vieler Generationen im Sinne der Wertschöpfung und der Zufriedenheit der Mitarbeitenden fördern. Zusätzlich sichern Unternehmen dadurch ihre Existenz im Hinblick auf den demografischen Wandel. Demgegenüber finden sich kaum Hinweise auf Konzepte zum Umgang mit sich gegenüber stehenden Generationen in pädagogischen Einrichtungen oder Ausbildungsstätten. (vgl. Franz, 2017, S. 93). Dieser Zusammenhang ist auch von Bedeutung für diese Ausarbeitung. Deshalb muss eine Definition gefunden werden, welche die Besonderheiten für intergenerationales Management in Lehr-Lerngefügen der klinisch-praktischen Logopädieausbildung transportiert.

Die Konfrontation mit regelmäßigem Generationenwechsel und sich ändernden Generationengestalten kann als typisches Merkmal für Lehrtätigkeit in Ausbildungseinrichtungen bezeichnet werden. Dabei bringen zusätzlich auch die Lehrenden selbst generationale Prägungen ein. (vgl. Niemeyer, Zick, & Dehmel, 2017, S. 62). Resultierendes Konfliktpotenzial wurde auf der Grundlage der Generationengestalten und der systemisch-konstruktivistischen Theorie verdeutlicht. Dieser Kontext wird zur begrifflichen Klärung mit den oben aufgeführten unterschiedlichen Aspekten von Management verknüpft.

Somit soll intergenerationales Management ein produktives, kompetenzorientiertes Lernen im Miteinander der Generationen der Lehrenden und Lernenden in der klinisch-praktischen Logopädieausbildung ermöglichen. Dabei soll konstruktiv und möglichst auch präventiv mit bestehendem generational beeinflusstem Konfliktpotenzial umgegangen werden. Die Sicherung der Leistungsfähigkeit bezieht sich hier also einerseits auf gelingendes Lernen und die Entwicklung der Lernenden zu Logopäd*innen, die den Anforderungen des beruflichen Alltags gewachsen sind. Andererseits soll durch intergenerationales Management die Qualität einer ethisch-therapeutisch angemessenen Behandlung der Patient*innen unterstützend gesichert werden.

7.2 Verantwortlichkeit Lehrender für intergenerationales Management

Nach Siebert nehmen Lehrende Lernende „aus einer spezifischen Beobachterperspektive mit komplexitätsreduzierenden Unterscheidungen oft auf Grund binärer Codes (faul–fleißig) wahr." (Siebert, 2005, S. 9). Studien zum sogenannten Pygmalion-Effekt belegen, dass „die Erwartung eines Lehrers bezüglich der Leistungsfähigkeit seiner Schüler als eine pädagogische, sich selbst erfüllende Vorhersage dienen kann." (Rosenthal & Jacobson, 1976, S. 3). In der Studie wurde nachgewiesen, dass sich Lernende bei negativen Vorannahmen über ihre Leistungsfähigkeit durch Lehrende auch negativ entwickelten. Das Besondere dabei war, dass sie in der Realität zuvor keine schlechten Lernenden waren, sondern den Lehrenden dies nur suggeriert wurde. Der Effekt war auch andersherum beobachtbar, d. h. Lernende, die vorher keine herausragenden Leistungen zeigten, verbesserten sich, nachdem Lehrende absichtlich falsch-positiv informiert wurden. (vgl. Rosenthal & Jacobson, 1976, S. 215–219). Negative Vorannahmen, die von Lehrenden unreflektiert eingebracht werden, können also zu einer negativ-wirksamen Konstruktion von Wirklichkeit für das aktuelle gemeinsame Lehr-Lerngefüge führen. Aus diesem Zusammenhang lässt sich für Lehrende der Auftrag formulieren, im Umgang mit generational bedingtem Konfliktpotenzial eine handlungsleitende Achtsamkeit zu erreichen, um eine positive Entwicklung der Lernenden zu ermöglichen.

Auf Grundlage dieser Erkenntnisse werden zunächst Handlungsimpulse für die Ebene der Lehrsupervision (Abschn. 4.4) erarbeitet, da diese Ebene nach Clausen-Söhngen eine Weiterentwicklung der professionellen Kompetenz der Lehrenden anstrebt. (vgl. Clausen-Söhngen, 2012, S. 25). In diesem Rahmen soll durch eine spezifische wissenstheoretische Auseinandersetzung angeregt werden, dass die Lehrenden stereotype Deutungsmuster gegenüber neuen Generationen hinterfragen und „frisches Denken" für das eigene Handeln entwickeln. (vgl. Arnold, 2019, S. 23–25). Somit soll ein Transfer in das Handlungsfeld der Lehrenden erreicht werden.

7.3 Pädagogische Lehrsupervision mit Fokus auf generationale Prägungen

Die vierte Ebene des Systems der Ausbildungssupervision (Abschn. 4.4) enthält die Realisierung regelmäßiger Supervision oder auch Lehrsupervision für die Lehrenden durch externe Supervidierende. Hier könnte auch der Begriff Coaching verwendet werden, der als externe Beratung für leistungsbereite Menschen definiert werden kann. Es dient z. B. zur Flexibilisierung gewohnter Verhaltensmuster. (vgl. Drath, 2012, S. 16). Nach Sporré sind Supervision und Coaching nicht immer trennscharf voneinander abzugrenzen und auch hier unter dem Begriff Supervision subsumiert. Im Rahmen von Lehrsupervision wird die Verbesserung der gemeinsamen Handlungsfähigkeit, der Kooperation und Kommunikation im Team sowie die Verbesserung der Zusammenarbeit mit den übrigen Beteiligten, also hier mit den Lernenden, angestrebt. (vgl. Sporreé, 2020, S. 4 f.).

Tippelt und Legni zufolge sollte eine Supervision im pädagogischen Kontext neben personenzentrierten, sozial-emotionalen Problemen zwischen Interagierenden bestenfalls auch methodische, lernpsychologische und organisatorische Aspekte bearbeiten. (vgl. Tippelt & Legni, 2015, S. 51). Fuhr stellt heraus, dass Supervision in Teams Lehrender die Teilnehmenden in ihrer alltäglichen Arbeit unterstützen soll. Dabei sind Optimierung und Effizienzsteigerung „durchaus wünschbare Nebenwirkungen von Supervision" (Fuhr, 2003, S. 297), sind aber nicht als Hauptaufgabe anzusehen. Damit Supervision umfassend und langfristig wirksam werden kann, benennt der Autor den Anspruch, Bildungsarbeit zu leisten und beispielsweise mit den Supervisanden spezifisches neues Wissen zu erarbeiten. (vgl. Fuhr, 2003, S. 297–298).

In diesem Sinne soll im Folgenden die Einheit einer Lehrsupervision vorgestellt werden, die für das Team der Lehrenden eine Auseinandersetzung mit wissenstheoretischen Aspekten zum Thema des intergenerationalen Managements in der Logopädieausbildung mit sich bringt. Ziel ist dabei die Förderung einer Achtsamkeit für eigene generational geprägte Konstruktionen, die das Ausbildungsgefüge im Sinne des Pygmalion-Effekts negativ beeinflussen können. Dabei beinhaltet Achtsamkeit in beruflicher Interaktion laut Mohr für Lehrende den Auftrag, „sich erst einmal konflikt- und spannungsfrei zu machen, damit er [oder sie, Anm. d. Verf.] sich dann auf den Menschen wirklich beziehen kann und nicht eigene Anteile nach außen projiziert." (Mohr, 2014, S. 222). Die Lehrenden sollen im Anschluss anhand konkreter Anwendungsideen einen Transfer in das Setting der Ausbildungssupervision gestalten können. Diese Handlungsimpulse werden im Hinblick auf das Fallbeispiel reflektiert, um dadurch die Wirksamkeit zu überprüfen.

7.4 Förderung generationaler Achtsamkeit für Lehrende der Logopädie

7.4.1 Einstieg: Austausch und Rollenspiel

Zum Auftakt soll für die Lehrenden eine kommunikative Phase des Austausches stattfinden. Für Siebert haben emotionale Aspekte eine besondere Bedeutung in der Arbeit mit Gruppen. Die Möglichkeit zum Erfahrungsaustausch dient der Verständigung sowie der Identitätsvergewisserung und hat für die weitere gemeinsame Auseinandersetzung stabilisierende Funktion. (vgl. Siebert, 2012, S. 16).

Vorgehen: Die Lehrenden sehen zur Einstimmung auf das Thema ein Plakat mit der zeitlichen Einordnung der Generationen sowie ihren Bezeichnungen (Abschn. 5.3) und können sich dadurch selbst ihrer Generation zuordnen. Sie sollen sich dann in Kleingruppen über ihre Gedanken und Haltungen insbesondere zur jüngsten aber auch zur eigenen Generation austauschen. So eingestimmt, greifen sie auf eigene Erfahrungen aus dem beruflichen Alltag zurück und erarbeiten ein Rollenspiel mit themenspezifischen Erlebnissen aus Situationen, die eventuell unter einem intergenerationalen Aspekt als problematisch erlebt wurden. Das Ergebnis spielen sie den Kolleg*innen vor.

Ziel: Rollenspiele werden didaktisch häufig gewählt, um innere Wirklichkeiten zu transportieren. Sie ermöglichen Akteuren und Zuschauenden, sich in Verhaltensweisen einzufühlen. (vgl. Günther, 2019, S. 2). Rollenspiele können „den Teilnehmenden auf lockere Art und Weise Verhaltensmuster verdeutlichen und deren Wirksamkeit in der Interaktion hinterfragen." (Büttner & Quindel, 2005, S. 184). Dieses Vorgehen bietet also einen eventuell sogar humorvollen Einstieg mit ersten Eindrücken zur eigenen Haltung und der Einstellung der Teamkolleg*innen zum Thema Generationen.

7.4.2 Wissenstheoretischer Input: Generationen-Zeitlinienwandern

Vorgehen. Die Lehrenden ordnen sich in Kleingruppen einer Generation zu. Sie erhalten Informationen zu „ihrer" Generation ähnlich dem Kapitel „Generationen der Arbeitswelt" (Abschn. 5.4) und bei Bedarf Recherchematerial. Sie stellen

Stichwort-Karten her zu den einzelnen Gliederungspunkten der Generationengestalten und bereiten dazu einen kurzen Vortrag vor. Auf dem Boden liegt ein langes Seil mit Markierungskarten für die vier Generationen mit Namen und Zeitangabe. Das Team wandert gemeinsam an der Zeitlinie entlang. An jeder neuen Station übernimmt das entsprechende Team und präsentiert die nächste Generation. (vgl. Arnold & Stroh, 2017, S. 37–40). Die Sequenz könnte mit einem Blitzlicht zu neu gewonnenen Erkenntnissen enden.

Ziel: Arnold und Stroh zufolge werden Eigenheiten von Systemen, also beispielsweise von Familien, Organisationen oder eben auch von Generationen, durch die Perspektive des zeitlichen Entwicklungsverlaufs sichtbar gemacht. Diese Perspektive erlaubt so einen neutral-neugierigen Blick aus der Distanz beispielsweise auf die für schwierig befundene Generation Z, aber auch auf die eigene Generation. (vgl. Arnold & Stroh, 2017, S. 39). Es ist anzunehmen, dass die Auseinandersetzung mit dem eigenen Generationenkonstrukt für Angehörige jeder Generation wahrscheinlich mit angenehmen und unangenehmen Gefühlen oder auch Irritationen verbunden ist. Diese Irritation kann eine strukturelle Kopplung und somit echte Auseinandersetzung auslösen. (vgl. Siebert, 2005, S. 78–80). Im Gesamtüberblick der Entwicklung der Generationen im Zeitlinienverlauf wird deutlich, dass die Generationen in einem „fortlaufenden Bildungsprozess des sozialen Wandels (…) die Selbstorganisation der Kultur, die wir rückschauend als einen sinnvollen Bildungsprozess deuten" (Titze, 2019, S. 15) erzeugt haben. Das bedeutet, dass sich in der chronologischen Gesamtschau beispielsweise als negativ empfundene Eigenheiten der Generation Z in einen prozesshaften historisch geprägten Entwicklungsverlauf einfügen. Somit kann ein Perspektivwechsel entstehen und eine Betrachtung jeder Generation als Teil der gemeinsamen Kulturentwicklung verstanden werden. Im abschließenden Blitzlicht können Eindrücke mit den Kolleg*innen geteilt werden, um eine gemeinsame Ergebnissicherung zu erreichen.

7.4.3 Thesen zur Förderung der generationalen Achtsamkeit

Vorgehen: In Anlehnung an die „Thesenrallye" nach Arnold & Stroh werden nun verschiedene Thesen unterschiedlicher Autor*innen in der Mitte der Gruppe ausgelegt. Sie greifen das zuvor vorgestellte Thema des fortlaufenden Bildungsprozesses der Generationen auf. Das Thema wird durch die*den Supervidierenden in einem Kurzvortrag unter dem Gesichtspunkt der Achtsamkeit gegenüber generationaler Prägung und Entwicklung erläutert. Dabei fließen

7.4 Förderung generationaler Achtsamkeit für Lehrende der Logopädie

Aspekte der systemisch-konstruktivistischen Erkenntnistheorie ein. Alle Teilnehmenden dürfen sich eine These, die sie interessiert, bewegt oder beschäftigt, (mit)nehmen und der Gruppe ihre*seine Motive für die Wahl der These vortragen. (vgl. Arnold & Stroh, 2017, S. 76–77).

Ziel: Für Arnold und Stroh ist Lernen „eine Eigenaktivität, die vom Subjekt selbst ‚verwaltet' wird." (Arnold & Stroh, 2017, S. 7). Durch Stellungnahme und Argumentation der Lehrenden zur eigenen These „gerät die Thematik des Vortrages automatisch in ihren Aktionsradius." (Arnold & Stroh, 2017, S. 77) Die Reflexion vor dem Hintergrund eigener Lebenserfahrung lässt neue Anliegen an die eigene Weiterentwicklung entstehen. Zusätzlich erleichtert theoretisches Wissen um die Konstruktion der Wirklichkeit und individuelle generationale Deutungsmuster ein bewusstes Hinterfragen eigener Überzeugungen und deren aktive Veränderung. (vgl. Arnold & Stroh, 2017, S. 11).

7.4.4 Exemplarische Thesenauswahl zur Förderung generationaler Achtsamkeit

Die nachfolgende Thesen-Auswahl stellt exemplarisch Aussagen unterschiedlicher Autor*innen für diese Handlungseinheit vor. Im Hinblick auf das Ziel des intergenerationalen Managements in der Logopädieausbildung sollen diese oder ähnliche Thesen den Lehrenden Impulse für eine neutralere Grundhaltung gegenüber der Generation der Studierenden liefern.

Neutralität ist laut Büttner und Quindel in der systemisch-konstruktivistischen Theorie eine wichtige Grundhaltung. (vgl. Büttner & Quindel, 2005, S. 71–74). Durch eine emotionale Distanzierung kann sich Achtsamkeit für Fehlinterpretationen durch generationale Vorurteile einstellen. Außerdem fördert dies die Wertschätzung für jede Generation und insbesondere für den historischen, aufeinander aufbauenden Prozess der kollektiven Entwicklung.

Die Auseinandersetzung mit kritischen Aspekten der eigenen Generation kann bewirken, dass die Lehrenden zukünftig mit einer gewissen Neugier und mehr Offenheit mit den Lernenden in Kontakt treten. Wahrnehmungen zu spezifischem Verhalten lösen sich dann auf der neuen wissenstheoretischen Basis vom Gegenüber und können zumindest tendenziell einer generationalen Prägung zugeordnet werden. Auf diese Weise wird dem Prinzip der sich selbst erfüllenden Prophezeiung durch generationale Vorannahmen entgegengewirkt. (vgl. Borck, Kramer, & Kreyssig, 2017, S. 101). Im Folgenden wird eine Auswahl themenbezogener Thesen vorgestellt (Abbildung 7.1 und 7.2):

Die Entstehung von Generationen ist an Bildungswachstum gekoppelt. Bildungsprozesse führen längerfristig immer zu einer Individualisierung und regen Menschen zum selbstständigen Denken und zur Selbstbestimmung an. Dies führte und führt auch weiterhin zu kritischen Nebenwirkungen in einem ursprünglich hierarchisch aufgestellten System.
(vgl. Titze, 2019, S. 75).

Die Beurteilung junger Generationen als Gruppe von Individualisten mit egoistischer Einstellung, die überwiegend an der Befriedigung der eigenen Bedürfnisse interessiert sind, ist als konsequente Folge der Durchsetzung der Bildungsselektion seit dem Zeitalter der Aufklärung und somit seit der Bildung der ersten Generation zu sehen.
(vgl. Titze, 2019, S. 128).

Die Welt in ihrer zunehmenden Komplexität wird akzeptiert als Resultat generationalen Lernens. Deshalb gehen „die jungen Generationen ganz selbstverständlich von den modernen Strukturen aus." (Titze, 2019, S. 182) Die heutigen komplexen Strukturen stellen für alle derzeitigen Generationen das Ergebnis des kollektiven Lernens aller Generationen dar.
(vgl. Titze, 2019, S. 182).

„Hat Wirtschaft für uns nicht auch immer eine soziale Funktion, soll sie das Gemeinwohl stärken und die natürlichen Ressourcen in unseren und in anderen Ländern schützen? Ist Letzteres unser Ziel, dann sind die Impulse der Generation Z ein großer Gewinn."
(Kring & Hurrelmann, 2019, S. 139).

Der demografische Wandel verlangt im Angesicht des drohenden Fachkräftemangels nach neuen Formen des intergenerationalen Miteinanders.
(vgl. Franz, Frieters, Scheunpflug, Tolksdorf, & Antz, 2009, S. 9).

Im Gefüge des sich beschleunigenden sozialen Wandels ergibt sich ein hoher Stellenwert für Familie als Ort für „emotionale Wärme, Geborgenheit und eine gewisse Sicherheit." (Titze, 2019, S. 151). Dadurch bekommen klar geregelte Arbeitszeiten, also auch Freizeit, eine besondere Bedeutung, da hier Interaktion und Intimität mit Menschen des nahen Umfelds möglich ist.
(vgl. Titze, 2019, S. 150f.).

Steigende Ansprüche an den Lebensstandard lassen sich in allen demokratischen Industrienationen schon seit Beginn der 1970er Jahre feststellen.
(vgl. Titze, 2019, S. 129).

Durch den hohen Stellenwert der Sicherung des Wirtschaftswachstums eröffnen Ältere den Jüngeren nicht unbedingt mehr Möglichkeiten, sondern leben entgegen der Nachhaltigkeit auf Kosten der nachwachsenden Generationen.
(vgl. Franz, Frieters, Scheunpflug, Tolksdorf, & Antz, 2009, S. 132).

Abb. 7.1 Exemplarische Thesenauswahl zur Förderung einer Achtsamkeit für generationale Entwicklungsprozesse (Teil 1). (eigene Auswahl & Darstellung)

7.4 Förderung generationaler Achtsamkeit für Lehrende der Logopädie

Lehrende der beiden älteren Generationen verfügen in ihrer Bildungsbiografie über nur wenig Erfahrungen mit offenen, partizipativen und aktivierenden Lernformen. Daraus resultiert häufig eine Zurückhaltung oder Skepsis und ein Zugriff auf belehrende Unterrichtsmethodik.
(vgl. Franz, Frieters, Scheunpflug, Tolksdorf, & Antz, 2009, S. 15).

Seit der Bildung von Generationen durch organisierte Bildung kommt es durch neue Generationen zu beschleunigten Wandlungs- und Lernprozessen und somit automatisch zu einer Entwertung der Erfahrungswelt der jeweils älteren Generationen.
(vgl. Titze, 2019, S. 162).

Durch das Internet und den schnellen Zugriff auf eine riesige Wissensmenge ändert sich zwangsläufig auch die Wertschätzung von Wissensbeständen und somit das Verhältnis der Generationen zueinander. Während ursprünglich Jüngere von Älteren lernten, wachsen im Hinblick auf den technologischen Wandel heutzutage Bereiche, in denen Ältere sich nicht gut auskennen und von Jüngeren lernen können.
(vgl. Franz, Frieters, Scheunpflug, Tolksdorf, & Antz, 2009, S. 11).

Die jeweils zweitjüngste Generation verliert mit Eintritt einer neuen Generation in die Arbeitswelt die Rolle als Repräsentant des Fortschritts und es kann zu Kämpfen um Anerkennung kommen. Für die älteren Generationen kann sich ein „Dilemma zwischen Kontinuität und Innovation" (Alke, 2015, S. 50) ergeben.
(vgl. Alke, 2015, S. 48-50).

„Rückblickend war bisher jede Generation eine Reaktion auf die jeweilige Zeit mit ihren jeweils neuen Herausforderungen. Es waren zumeist junge Leute, die die notwendigen Impulse lieferten, um den fälligen gesellschaftlichen Wandel herbeizuführen."
(Kring & Hurrelmann, 2019, S. 139).

Jüngere Generationen konnten bisher aufgrund ihrer zahlenmäßigen Überlegenheit die Zukunft optimistisch und in ihrem Sinne gestalten. „Wenn der Altersaufbau nun zunehmend durch ein Übergewicht der älteren Menschen bestimmt wird, dann wird dieser optimistischen Perspektive (...) die Voraussetzung entzogen (...) und desto stärker wird auch das beharrende Element in der Politik sein." (Titze, 2019, S. 178).

Die gute Zusammenarbeit „zwischen den verschiedenen Generationen ist (...) stets eine Aufgabe aller bestehenden und nachfolgenden Generationen."
(Kring & Hurrelmann, 2019, S. 131).

Seit dem Zweiten Weltkrieg wurden „die neu heranwachsenden Generationen zunehmend im Geiste der Demokratie und Kooperation erzogen. Die Beziehung der Kinder zu ihren Eltern war noch nie so harmonisch in der ganzen Geschichte wie heute. (...) Es gibt immer weniger Gründe für einen Generationenkonflikt."(Titze, 2019, S. 184).
(vgl. Titze, 2019, S. 183f.).

Abb. 7.2 Exemplarische Thesenauswahl zur Förderung einer Achtsamkeit für generationale Entwicklungsprozesse (Teil 2). (eigene Auswahl & Darstellung)

Thesenauswahl:
In dieser gemeinsamen Phase der Supervision konnten die Lehrenden sich einen breiteren wissenstheoretischen Überblick verschaffen. Das Alltagswissen über Generationen wurde um spezifisches Wissen über jeweilige Generationengestalten und mit ihnen verknüpfte historische Entwicklungsprozesse erweitert. Zum Abschluss sollen die Teilnehmenden sich notieren, welche Erkenntnisse für sie relevant sind und den beruflichen Alltag bereichern könnten. In der nun anschließenden letzten Phase der Lehrsupervision wird ein Instrument der Transaktionsanalyse vorgestellt, welches um die Idee des intergenerationalen Managements erweitert wurde. Damit soll ein Transfer in den Berufsalltag unterstützt werden.

7.5 Zusammenfassende Reflexion

Die Auseinandersetzung in diesem Supervisionssetting dient der Ermöglichung des Theorie-Praxis-Transfers. Dabei soll das praktische Handeln der Lehrenden durch spezifisches Theoriewissen angereichert werden, um vorhandene generationale Deutungsmuster zu erweitern und Stereotypien zu überwinden. (vgl. Fuhr, 2003, S. 297–298). Gerade innerhalb eines Ausbildungsgefüges mit sich gegenüberstehenden Generationen erscheint es sinnvoll, dass Kompetenzen eines intergenerationalen Managements einfließen. Dadurch können negative Vorannahmen reflektiert werden, um achtsam und verantwortlich agieren zu können. (vgl. Rosenthal & Jacobson, 1976, S. 215–219). Die vorangegangene Theorieeinheit macht Wissen um einen Entwicklungs- und Bildungsprozess transparent, der alle Generationen miteinander verbindet. Die Entstehung spezifischer generationaler Prägungen verknüpft sich plausibel mit den Vorleistungen einer jeden Generation. Da diese Leistungen als sinnvolle Reaktion auf historische Erfordernisse betrachtet werden, öffnet sich der Blick für genau diesen Bezug auch für die spezifische Prägung der Generation Z. (vgl. Titze, 2019, S. 15). Dabei erhöht die eigenaktive Auseinandersetzung die Relevanz für die eigene Lebenswelt der Lehrenden. (vgl. Arnold & Stroh, 2017, S. 77). Auf diese Weise kann eine offene und respektierende Haltung entstehen. Der für die jüngste Generation definierte Wunsch nach Augenhöhe erhält dadurch eine authentische Basis.

In diesem Abschnitt konnten übergeordnetes Theoriewissen des intergenerationalen Managements und daraus resultierende neue Perspektiven dargestellt werden. Nachfolgend soll eine Supervisionseinheit erarbeitet werden, welche die konkrete Umsetzung mit den Studierenden im Setting der Ausbildungssupervision fokussiert.

Impulse für den Transfer in die Ausbildungssupervision

8

Für Arnold setzt Selbstveränderung „einen distanzierten Umgang mit sich selbst voraus. Gleichzeitig scheint sich die Stabilität der Persönlichkeit beim Selbstveränderungslernen besonders nachdrücklich in den Weg zu stellen." (Arnold, 2019, S. 127). Selbstreflexion stellt also einen wichtigen Schlüssel zur Selbstdistanz dar, weil sie Menschen in einen nutzbaren Widerspruch zu sich selbst bringen kann. Eine eigengesteuerte Bildungsbewegung der sich selbst einschließenden Reflexion, die auch als Beobachtung zweiter Ordnung bezeichnet wird, kann diesen erwünschten Widerspruch hervorrufen. (vgl. Arnold, 2019, S. 127–129). Lehrenden der Logopädie bietet die Ausbildungssupervision eine gute Gelegenheit, Instrumente zur Selbstreflexion anzuwenden, da dort für „beide Seiten, LehrlogopädIn und Lernende, (…) Entwicklungsmöglichkeit und -bedarf" (Clausen-Söhngen, 2012, S. 28) bestehen. Clausen-Söhngen bewertet den Ansatz der Ausbildungssupervision, nämlich „dass beide an der Ausbildung beteiligten Seiten in einem stetigen Lernprozess stehen" (Clausen-Söhngen, 2012, S. 28) als bemerkenswert. Das konstruktivistische Prinzip der Beobachtung zweiter Ordnung schließt für Lehrende ein, dass sie eigene Wirklichkeitskonstruktionen und Vorannahmen in ihre Bewertung der Situation einbeziehen und hinterfragen. (vgl. Krey, 2017, S. 275) Diese Selbstreflexion soll um die Integration generationaler Achtsamkeit erweitert werden. Dafür bietet die Transaktionsanalyse wertvolle Anwendungsmöglichkeiten. Sie wurde im 20. Jahrhundert von Eric Berne (1910–1970) ins Leben gerufen. Sie ist der Tradition der Humanistischen Psychologie zuzuordnen und wird auch heutzutage noch vielfältig angewendet und weiterentwickelt. Weigl sieht in den Konzepten und Modellen der Transaktionsanalyse reichhaltige Möglichkeiten über „einen qualifizierten Umgang mit der Gestaltung von Wirklichkeiten durch Kommunikation" (Weigl, 2014, S. 5) zu verfügen. Lehrenden bieten sich hier „theoretisch fundierte, sehr anschauliche, psychologisch lebensnahe Konzepte" (DGTA, o. J.) zur Weiterentwicklung durch Selbstreflexion. Im Rahmen der Ableitung von Handlungsimpulsen für Lehrende soll der „OK-Corral" nach Franklin Ernst (1973) auf den Kontext des intergenerationalen Managements übertragen werden.

8.1 Variationen intergenerationalen Managements im OK-Corral

Der OK-Corral bezieht ein, dass Menschen aus frühen Erlebnissen und Ablehnungserfahrungen innere Programme, sogenannte Skripte, gespeichert haben, welche zu Grundhaltungen gegenüber dem Leben führten. Skripte entstehen beispielsweise durch Verbote oder negative Zuschreibungen durch die Bezugspersonen der frühen Kindheit und hinterlassen negative Glaubenssätze. (vgl. Schulze & Sejkora, 2015, S. 76). In dieser Arbeit werden generational geprägte Skripte miteinbezogen, da durch den spezifischen Erziehungsstil einer Generation Beziehung und Interaktion zwischen Eltern und Kindern nachhaltig beeinflusst wurden. Skripte bedingen ob und wie ein Mensch sich wertgeschätzt fühlt und was sie*er vom Leben erwartet. Diese tiefen Grundüberzeugungen bilden einen Bezugsrahmen, der häufig Denken, Fühlen und Handeln leitet. Ernst hat daraus ein Modell mit vier Grundpositionen entwickelt, welches verschiedene Varianten der Grundüberzeugungen veranschaulicht. (vgl. Clausen-Söhngen, 2012, S. 32 f.) (Abbildung 8.1).

Die vier Grundpositionen – OK-Corral in Anlehnung an Stewart & Joines
Die Abbildung zeigt pro Feld eine Variante der vier Grundeinstellungen. In diesem Modell wird in Anlehnung an Stewart & Joines statt „OK" – „Für mich OK" verwendet. Dadurch werden die autopoietischen Konstruktionsbestrebungen jedes Menschen verdeutlicht, das heißt es wird sichtbar, dass Verhalten häufig auf inneren Überzeugungen, also frühen Skripten der Menschen beruht. Die Abbildung schließt die mit den Skripten häufig gekoppelten typischen Verhaltensweisen, innere oder beobachtbare, mit ein. Wenn also im Alltag (auch generational beeinflusste) Überzeugungen aktiviert werden oder durch sie eine Situation als belastend empfunden wird, kann dies zu einer inneren Rechtfertigung für dadurch motiviertes Verhalten dienen. (vgl. Stewart & Joines, 2010, S. 167–181). Dieser Zusammenhang ist auch für Lehrende essenziell. Allerdings haben sie die Möglichkeit, durch selbsteinschließende Reflexion eine distanzierte Perspektive zu generational bedingten Vorannahmen im pädagogischen Gefüge einzunehmen. Auf dieser Grundlage können nen sie gesteuertes Verhalten bewusst einsetzen. (vgl. Vogelauer, 2014, S. 163–165).

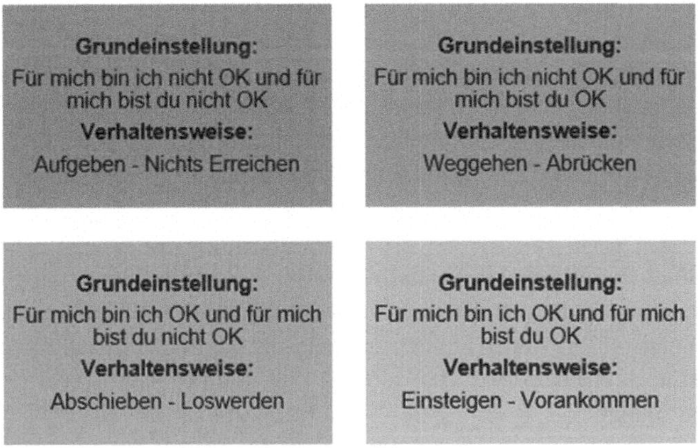

8.1 Variationen intergenerationalen Managements im OK-Corral

Grundeinstellung: Für mich bin ich nicht OK und für mich bist du nicht OK **Verhaltensweise:** Aufgeben - Nichts Erreichen	Grundeinstellung: Für mich bin ich nicht OK und für mich bist du OK **Verhaltensweise:** Weggehen - Abrücken
Grundeinstellung: Für mich bin ich OK und für mich bist du nicht OK **Verhaltensweise:** Abschieben - Loswerden	Grundeinstellung: Für mich bin ich OK und für mich bist du OK **Verhaltensweise:** Einsteigen - Vorankommen

Abb. 8.1 OK-Corral (eigene Darstellung, vgl. Stewart & Joines, 2010, S. 181)

Die jeweilige Grundeinstellung wird dabei für den Moment als gegeben akzeptiert, da sie tief verankert und schnell auslösbar ist. Sie ist nicht immer direkt zu beeinflussen oder zu verändern. Wird sie jedoch situativ bewusst wahrgenommen, kann in diesem Rahmen das Verhalten modifiziert werden. (vgl. Stewart & Joines, 2010, S. 181–184).

In der folgenden letzten Einheit der Lehrsupervision wird das Handlungsfeld der Lehrenden, also die supervisorische Arbeit mit den Lernenden, anvisiert. (Abschn. 4.4). Die Lehrenden sollen sich die Theorie der Grundeinstellungen in Einzelarbeit erschließen. Nach kurzem Austausch im Plenum werden die vier Variationen des OK-Corrals in Zweiergruppen auf eigene Erfahrungen der Ausbildungssupervision mit generationalem Konfliktpotenzial übertragen. Die Lösungen stellen sich die Teilnehmenden zum Abschluss im Plenum vor, um eine möglichst große Vielfalt an Umgehensweisen kennenzulernen. Zur Veranschaulichung werden die Grundeinstellungen in Anlehnung an das Fallbeispiel (Abschn. 6.2.1) exemplarisch verdeutlicht und mit Ideen zu Verhaltensmodifikation nach Stewart und Joines verbunden. (vgl. Stewart & Joines, 2010, S. 181–184). Dabei wird generationales Wissen basierend auf den Generationengestalten (Abschn. 5.4) miteinbezogen.

8.1.1 Für mich bin ich nicht OK und für mich bist du nicht OK

Die Lehrlogopädin steht innerlich unter Druck, da der Patient unzufrieden ist. Er erinnert sie an einen anderen Patienten der gleichen Generation, der die Behandlung in einer ähnlichen Situation abgebrochen hat. Die Studierenden, die nicht selbstständig dazu beitragen, dass die Situation sich bessert, machen sie ärgerlich und mutlos.

Generational skriptbedingte Verhaltensweise: „So ist das nicht gut gelaufen! Sie hätten sich anständig vorbereiten und mal selbständig recherchieren müssen. Das war früher anders! Wie stellen Sie sich das jetzt vor? Ich weiß jetzt auch nicht mehr, was ich da noch machen soll." Hier setzt sich die skriptbedingte Verhaltensweise „Aufgeben" durch.

Verhalten mit bewusster Distanzierung von generationalen Vorannahmen: „Ok, das ist jetzt nicht günstig. Damit Sie sicherer handeln können, brauchen Sie eine verlässliche fachliche Grundlage, aber die Zeit ist sehr knapp. Jetzt müssen wir sehen, wie wir in der momentanen Situation etwas erarbeiten können, womit Sie in der nächsten Therapieeinheit trotzdem sicherer handeln können."

Analyse der Modifikation: Die Lehrlogopädin hat sich in dieser Situation ihre eigene negative Gefühlslage bewusst gemacht und sie als gegeben akzeptiert. Sie hat sich vom spontan entstehenden Impuls aufzugeben distanziert, also von dem Ärger über das unselbstständige Verhalten dieser Generation. Sie hat sich vergegenwärtigt, dass diese Studierenden ansonsten fachlich recht solide Leistungen zeigen. Die aktuellen Voraussetzungen sind für den Moment nicht veränderbar. Das reflektiert sie als Tatsache und trennt diese von den Vorannahmen. Auf dieser Grundlage entscheidet sie sich bewusst für das Verhalten „Nichts Erreichen". Das Resultat dieser Entscheidung macht sie für die Lernenden transparent. So kann sie die Unzufriedenheit mit der unzureichenden Vorbereitung sachlich ansprechen. Zudem eröffnet sie auch die Chance, konstruktiv mit der Situation umzugehen. Es ist für die Lehrende später noch möglich, konkrete und verbindliche Absprachen zur weiteren fachlichen Vorbereitung zu treffen.

8.1.2 Für mich bin ich nicht OK und für mich bist du OK

Die Lehrlogopädin fühlt sich unwohl angesichts der streng wirkenden, unzufriedenen Ausstrahlung des Patienten. Es könnte vermutet werden, dass er sie an problematische Erfahrungen mit Patient*innen dieser Generation erinnert, die sie nicht auflösen konnte. Die Studierenden dagegen erscheinen ihr relativ selbstbewusst, als sie von der fehlenden Vorarbeit berichten. Die Lehrende weiß zwar, dass eigengesteuerte Aktivität der Lernenden erforderlich gewesen wäre. Aufgrund ihrer unsicheren Grundeinstellung zweifelt sie aber auch an der ausreichenden Qualität ihrer unterrichtsbezogenen Vorbereitung.

Generational skriptbedingte Verhaltensweise:
„Das klappt ja alles nicht so gut. Haben Sie Schwierigkeiten mit den Inhalten? Warum weinen Sie? Haben Sie das nicht verstanden? Es wäre bestimmt gut gewesen, Sie hätten sich im Vorfeld fachlich besser vorbereitet. Gerade dieser Patient merkt das genau, dann wird es für Sie und für mich nicht einfacher." Sie landet im Skript des innerlichen „Weggehens" aus der Situation, die für sie unlösbar erscheint.

Verhalten mit bewusster Distanzierung von generationalen Vorannahmen:
Die Lehrlogopädin sucht Bücher und Unterlagen, die sie für hilfreich hält, heraus. „Für den Moment halte ich es für eine gute Lösung, wenn Sie jetzt etwas Zeit bekommen und sich die notwendigen Inhalte erarbeiten. Ich habe währenddessen am Computer zu tun, stehe aber für Fragen zur Verfügung. In einer halben Stunde schauen wir, welche Anliegen noch offen sind."

Analyse der Modifikation: Die Lehrlogopädin nimmt sich einen Moment Zeit, um ihren inneren Gefühlszustand wahrzunehmen. Sie realisiert, dass ihre momentane unsichere Grundeinstellung keine gute Basis bildet für die professionelle Klärung der Situation. Sie spürt, dass sie einerseits unzufrieden ist mit der mangelnden Aktivität der Lernenden. Andererseits macht die Lehrende sich aber auch bewusst, dass ihre Mutlosigkeit aus früheren negativen Supervisionserfahrungen und dem Gefühl des Scheiterns resultiert. Das Weinen der Lernenden hat diese innere Haltung verstärkt, sodass sie sich situativ als Lehrende infrage stellt. Es ist anzunehmen, dass die jüngste Generation sie außerdem verunsichert durch ihre Anspruchshaltung und die selbstbewusste Kommunikation auf Augenhöhe. Sie entscheidet sich bewusst für das Verhalten „Abrücken". Dadurch vermeidet sie belehrende oder überfürsorgliche Reaktionen aus Unsicherheit.

8.1.3 Für mich bin ich OK und für mich bist du nicht OK

Die Lehrlogopädin bemerkt beim Zuschauen die Unsicherheit der Therapeutinnen und beurteilt es als ungünstig, dass die Lernenden gerade gegenüber dem älteren Lehrer fachlich so wenig vorweisen können. Sie findet, dass diese Generation es sich häufig zu leicht macht und selbstständiger und erwachsener handeln sollte.

Generational skriptbedingte Verhaltensweise:
„Wären Sie besser vorbereitet gewesen, hätten Sie sich nicht so unterlegen gefühlt. Wieso haben Sie denn nicht im Vorfeld die Unterlagen durchgearbeitet? Weinen hilft Ihnen ja jetzt auch nicht wirklich aus der Situation heraus. Ich möchte, dass Sie zum nächsten Mal besser vorbereitet sind! Wir können ja hier nicht den Unterricht nachholen." Skriptbedingt hat sie dem Ärger viel Raum gegeben und ist im „Abschieben" der Verantwortung gelandet.

Verhalten mit bewusster Distanzierung von generationalen Vorannahmen:
„Für den Moment kommen wir ohne bessere fachliche Vorbereitung leider nicht weiter. Ich würde diese Sitzung gerne unterbrechen. Ich habe morgen früh noch einen Termin frei. Sie können sich gerne Bücher ausleihen und jetzt die Zeit nutzen, um sich fachlich noch besser aufzustellen. Dadurch können Sie gerade diesem Patienten sicherer begegnen. Bei Bedarf Ihrerseits können wir absprechen, welche Inhalte konkret sinnvoll wären und sehen uns dann morgen."

Analyse der Modifikation: Die Lehrlogopädin nimmt ihren Ärger zur Kenntnis und beschließt, dass die Lernenden aktiv zu einer Lösung beitragen sollen. Um sich in der Arbeitswelt sicher bewegen zu können, findet sie für diese Generation fachliche Auseinandersetzung und das Überwinden eigener Passivität wichtig. Für den Moment entscheidet sie sich bewusst für das Verhalten „Loswerden". Dadurch verschafft sie den Lernenden Zeit, um aktiv zu werden und verdeutlicht ihr Anliegen. Sie selbst hat nun möglicherweise nicht das Gefühl Zeit zu vergeuden und der Ärger kann abnehmen. Sie nimmt sich vor, mit „frischem Blick" in die morgige Supervision zu gehen.

8.1.4 Für mich bin ich OK und für mich bist du OK

Die Lehrlogopädin beobachtet die Unsicherheit der Therapeutinnen. In ihrer Bilanz ist eine Investition in mehr Fachlichkeit sinnvoll. Sie geht davon aus, dass die Lernenden diesen Zusammenhang auch selbst bemerkt haben.

Verhalten mit Distanzierung von generationalen Vorannahmen
„Es scheint wichtig zu sein, dass Sie durch fachliche Fundierung für mehr eigene Sicherheit sorgen. Wo genau haben Sie sich fachlich unsicher gefühlt? Bitte erläutern Sie kurz, was Sie gerade zeitlich so belastet. Auf der Grundlage können wir besser aushandeln, wie eine gute Vorbereitung am besten umzusetzen ist."

Analyse der Modifikation: Die Lehrende weiß, dass sowohl in dieser Therapie als auch in der Supervision viele generationale Einflüsse wirken, die für sie selbst, die Lernenden und auch für den Patienten eine komplexe Herausforderung darstellen. Sie ist sich bewusst, dass diese Einflüsse zu Vorurteilen verleiten. Eine bessere fachliche Vertiefung bewertet sie für die Lernenden als hilfreich. Sie ist aber auch verhandlungsbereit im Maß der Unterstützung, da begleitende Strukturierung für diese Generation wichtig und auch sinnvoll ist. Die generationale Achtsamkeit klärt für die Lehrende den Blick auf situative Notwendigkeiten. Sie wählt das Verhalten „Vorankommen". Es kann angenommen werden, dass die Studierenden wissen, dass sie sich auf die Einschätzung der Lehrenden verlassen können und dass diese aktiv an Lösungen mitarbeitet.

8.2 Zusammenfassende Reflexion

Die Ausbildungssupervision ist definiert durch regelmäßiges Zusammenkommen, um gemeinsam an der Weiterentwicklung der Lernenden zu arbeiten. Sie bietet jedoch auch Lehrenden Möglichkeiten, ihre Kompetenzen aktiv zu erweitern. (vgl. Clausen-Söhngen, 2012, S. 28). Insbesondere in diesen intensiven Lernsituationen üben Skripte und dadurch bedingte Grundeinstellungen der Lehrenden großen Einfluss auf ihre Verhaltensmöglichkeiten aus. (vgl. Schulze & Sejkora, 2015, S. 76). Dennoch muss die Supervisionszeit effektiv genutzt werden, um angesichts der beschriebenen Spannungsfelder therapeutisch verantwortlich handeln zu können.

Nach Arnolds Einschätzung stellt für Lehrende die Entwicklung einer präventiven Achtsamkeit eine große Herausforderung dar. „Gedankenarbeit ist eine wesentliche Ausdrucksform emotionaler Kompetenz." (Arnold, 2011, S. 36). Bis also Handeln nach alten Gewissheiten nicht mehr die naheliegendste Reaktion darstellt, müssen Lehrende bereit sein, emotionale Unsicherheit auszuhalten und erste Beurteilungen nicht so wichtig zu nehmen. Die häufige Anwendung kann dazu führen, dass sie leichter auch andere Realitäten wahrnehmen und flexibler handeln können. (vgl. Arnold, 2011, S. 35 f.).

Der im Rahmen der Lehrsupervision gebahnte Transfer der Theorie des OK-Corrals auf reale intergenerationale Problemsituationen unterstützt nach Erpenbeck schon Kompetenzentwicklung und erleichtert den Transfer in den Arbeitsalltag. (vgl. Erpenbeck & Sauter, 2015, S. 21–28). Die Modifikationen zeigen exemplarische Verhaltensvarianten auf, die auf Grundlage der theoretischen Auseinandersetzung der Lehrenden mit Generationenwissen denkbar sind. Sie bieten eine Orientierung bei der Einbeziehung des neu gewonnenen theoretischen Generationenwissens in die Supervisionsarbeit. Dabei lassen sie Raum für vorhandene emotionale Zustände der Lehrenden und führen gleichzeitig auch zu einer gedanklichen Flexibilisierung. Längerfristig kann so intergenerationales Konfliktpotenzial entschärft und gemeinsames Lernen in grundsätzlich wertschätzender Atmosphäre leichter umgesetzt werden.

8.3 Intergenerationales Management im Rahmen von Videoanalysen

In diesem Abschnitt stehen die Herausforderungen im Zentrum, welche die Lernenden der Generation Z einbringen und die eine zielorientierte Unterstützung der Patient*innen beeinträchtigen können. Somit wird an dieser Stelle das Handlungsfeld der Lernenden relevant. (Abschn. 4.4). Diese Notwendigkeit erhält weitere Bedeutung in der eher hierarchisch organisierten klinischen Umgebung. Hier besteht eine klar definierte Weisungsgebundenheit an ärztliche Aufträge. (vgl. Ammenwerth & Haux, 2005, S. 148).

Für die Generation Z benennt Rembser in Kring & Hurrelmann Schwierigkeiten beispielsweise in Bereichen des selbstständigen beruflichen Handelns, der Übernahme von Verantwortung und im Umgang mit Feedback[1]. (vgl. Kring & Hurrelmann, 2019, S. 81–83).

---

[1] Es soll an dieser Stelle noch einmal darauf hingewiesen werden, dass es sich um generationale Verhaltenstendenzen handelt, die nicht zwangsläufig für alle Lernenden zutreffend sind. Interessant für Lehrende wäre an dieser Stelle die Überlegung, welche generationalen Herausforderungen sie selbst in ihrer Ausbildung in das Gefüge eingebracht haben könnten.

8.3 Intergenerationales Management im Rahmen von Videoanalysen

Nach Gerhardinger ist für die Entwicklung einer Therapeut*innenpersönlichkeit eine „feste Basis" (Gerhardinger, 2020, S. 38) notwendig. Erst wenn das grundlegende Handwerk sicher verfügbar ist, ist die Improvisation möglich, die Therapierende im beruflichen Handeln leisten müssen. (vgl. Gerhardinger, 2020, S. 38). Lehrende mit dem Anliegen, bei den jungen Lernenden Selbstorganisation und Eigenverantwortlichkeit zu fördern, haben Arnold zufolge die Aufgabe, ermöglichende und anregende Zugänge zur Aneignung zur Verfügung zu stellen. An die Stelle kleinschrittig vorstrukturierten Lernens tritt die Vorbereitung eines reichhaltigen Wissens-, Erfahrungs- und Reflexionsangebots. (vgl. Arnold, 2017, S. 71). Insbesondere eine konstruktivistische Betrachtungsweise setzt laut Brandtstädter eine selbstaktive, handelnde Auseinandersetzung als Motor für Entwicklung voraus. (vgl. Brandtstädter, 2015, S. 65). Die Förderung der Selbstreflexion für Lernende der Logopädie verfolgt die Ziele, einen Zugang zu sich selbst zu erlangen, Lernsituationen zu analysieren, Gefühle zu verbalisieren und frühere Deutungsmuster verändern zu können. (vgl. Barth, 2018, S. 30). Nachfolgend sollen die Vorteile dargelegt werden, die das Medium der Videoanalyse bezüglich dieser konkreten Aufträge in Bezug auf die Generation Z bietet. Im Anschluss werden Handlungsimpulse am Beispiel der Videoanalyse nach dem Göttinger Modell aufgezeigt.

Tuma zufolge stellt Videoanalyse im praktischen Tun eine Form des kommunikativen Handelns dar. Dieses kommunikative Handeln schafft in einem Konstruktionsprozess eine gemeinsame Wirklichkeit für die Akteure. Dieser Prozess kann als kommunikativer Konstruktivismus verstanden werden. Lehrende, die relevante Videoausschnitte zur Analyse auswählen, können Lernenden neue Blickwinkel auf das kommunikative Handeln im Therapieprozess eröffnen. Auf diese Weise kann eine strukturelle Kopplung ausgelöst werden sowie Reflexion über die Effektivität des Handelns in der Therapiesituation. Sowohl die Auswahl als auch die Art des Zeigens von Videoausschnitten sind dabei bedeutungsvoll. (vgl. Tuma, 2017, S. 29–32).

Durch Videoausschnitte kann in der Ausbildungssupervision unzureichendes methodisch-didaktisches Handeln oder ungünstiges Verhalten innerhalb der Interaktion mit den Patient*innen zugänglich gemacht werden. Auch generationale Faktoren sind in der Zusammenarbeit mit Patient*innen insbesondere älterer Generationen relevant. Häufig werden generationale Deutungsmuster aktiviert, die professionelles Handeln für die jungen Lernenden erschweren. Nach Hellwig sollten die Methoden der Lehrenden Selbstbeobachtung anregen, sodass die Lernenden als in sich geschlossene Systeme neue Impulse von außen erhalten. (vgl. Hellwig, 2020, S. 40). Videoanalyse kann als geeignetes Medium betrachtet werden, welches durch die zeitliche Verzögerung zur realen Situation einen gemeinsamen Blick aus einer inneren Distanzierung heraus möglich macht. Die implizierte Selbstbeobachtung ersetzt dabei defizitorientierte verbale Rückmeldungen. Nach Hellwig können Fragen, welche Reflexion anregen und die Wahrnehmung lenken, für die Lernenden „das eigene Denken und Fühlen vermehrt ins Bewusstsein holen." (Hellwig, 2020, S. 38).

Lehrende haben hier also eine eher moderierende Rolle inne. Insbesondere im Hinblick auf den Wunsch der Generation Z, mit Ausbildenden auf Augenhöhe zu kommunizieren, ist durch Videoanalyse ein konstruktiv-kritisches Arbeiten in wertschätzender Grundstimmung umsetzbar. (vgl. Hellwig, 2020, S. 38–40).

8.3.1 Videoanalyse nach dem Göttinger Modell

Die gemeinsame Videoarbeit im Rahmen der Ausbildungssupervision soll in Anlehnung an die Personenzentrierte Theorie nach Carl Rogers eine Aktualisierungstendenz unterstützen. Die Theorie spricht jedem Menschen die Möglichkeit zu, sich geistig, seelisch und körperlich zu entwickeln und aus sich selbst heraus zu wachsen. (vgl. Hellwig, 2020, S. 17–20). Hier ist die Videoanalyse nach dem Göttinger Modell anschlussfähig. Sie basiert auf der Überzeugung, dass die Lernenden mit Potentialen für die Bewältigung herausfordernder Situationen grundsätzlich ausgestattet sind. Diese Haltung ist auch im Hinblick auf immer neue generationale Einflüsse in pädagogischen Gefügen hilfreich. Es handelt sich bei diesem Modell um eine Form des Coachings, welches Elemente der Prozessgestaltung, des Trainings und der Fachberatung im Feld der logopädischen Praxis beinhaltet. (vgl. Hellwig, 2020, S. 76).

Im Zentrum einer Videoanalyse stehen laut Tuma et al. Videoausschnitte, die „aus den aufeinander bezogenen visuellen und vokalen Handlungszügen der Akteure abgeleitet" (Tuma, Schnettler, & Knoblauch, 2013, S. 79) werden. ‚Visuell' bezieht sich dabei auf alle im Video sichtbaren Anzeichen körperlichen Verhaltens wie Gestik, Mimik und Körperbewegungen. (vgl. Tuma, Schnettler, & Knoblauch, 2013, S. 91 f.). Für das Göttinger Konzept wird der Bereich Mimik weiter ausdifferenziert. Interessant sind beispielsweise auch Aspekte wie Gesichtstonus, Gesichtsfarbe oder auch Blickrichtung, beziehungsweise der Blickkontakt.

8.3 Intergenerationales Management im Rahmen von Videoanalysen

Nach Hegemanns Erfahrung können mit Hilfe von Videoaufnahmen auch Mikroprozesse beobachtet werden. Dazu ist von Lehrenden eine differenzierende Fragetechnik erforderlich. (vgl. Hegemann, 2017, S. 222). Die Lernenden sollen möglichst wenig interpretieren und nicht in ihrem gewohnten Konstrukt verharren. Frings & Müller vertreten die Ansicht, dass selektive Wahrnehmung Menschen dazu verhilft, bestimmte Aspekte eines Ganzen besser von anderen Eindrücken isolieren zu können. Dadurch werden sie bewusster erfahrbar. (vgl. Frings & Müller, 2019, S. 343 f.). Aus diesem Grund sind neben differenzierenden Fragen zunächst konkrete Wahrnehmungsaufträge wichtig, bevor Beobachtungen oder auch Gefühlslagen geäußert werden.

Jansen & Streit empfehlen Lehrenden technische Möglichkeiten wie Verlangsamung, Standbild und vor allem Wiederholungen zu nutzen, um schnell ablaufende unbewusste Aspekte von Kommunikations- und Interaktionsprozessen erlebbar zu machen. (vgl. Jansen & Streit, 2006, S. 118 f.).

Feedback ist für die Generation Z ein erwünschtes Element in der Ausbildung und Voraussetzung für jede Art von Lernen. (vgl. Haus, et al., 2020, S. 4). Videoanalyse wirkt sich regulierend auf Feedbackprozesse aus. Der gemeinsame visuelle und auditive Eindruck beugt Missverständnissen vor, die durch verschiedene Assoziationen bei rein verbalen Rückmeldungen hervorgerufen werden können. Die Möglichkeit für die Lernenden, sich selbst am Video zu überzeugen, fördert ihr Selbstwirksamkeitserleben.

Es wurde bereits verdeutlicht, dass Lernende dieser Generation zwar regelmäßiges Feedback fordern, die Empfehlungen Ausbildender aber nicht unbedingt als verbindlich empfinden. (vgl. Engelhardt & Engelhardt, 2019, S. 42 f.). Video-Feedback wirkt dagegen sehr direktiv und kann in der gemeinsamen Analyse kaum ignoriert werden. Längerfristig führt analytische Videoarbeit Jansen & Streit zufolge zu einer generell differenzierteren Wahrnehmung für Kommunikationsprozesse. (vgl. Jansen & Streit, 2006, S. 15). Nach Krüger besteht für die Ausbildungssupervision der Auftrag, Deutungs- und Haltungsmuster der Lernenden in die gemeinsame Arbeit einzubeziehen. (vgl. Krüger, 2017, S. 52). Im Rahmen der Videoanalyse haben Lernende die Möglichkeit, eigene generational geprägte Deutungsmuster gegenüber Patient*innen anderer Generationen aus der Distanz zu betrachten und zu erweitern. Dadurch werden sie auf professioneller Ebene handlungsfähiger. Die Lernenden wenden das Konzept der Videoanalyse auch als Therapierende in der Beratungs- oder Transferarbeit mit älteren Jugendlichen, erwachsenen Patient*innen oder Angehörigen an. Dabei erwerben auch sie eine generationale Achtsamkeit für die Zusammenarbeit mit Menschen anderer Generationen.

8.4 Ablauf der Videoanalyse (Göttinger Modell)

Das nachfolgende Vorgehen hat sich in langjähriger Berufspraxis entwickelt und ist unveröffentlichten Ausbildungsskripten der Berufsfachschule Göttingen entnommen.

Vorbereitung der Ausbildungssupervision durch die Lehrenden:
Lehrende sehen sich die Videoaufnahme der vorangegangenen Therapie an und identifizieren ein Anliegen, also einen spezifischen Auftrag für die gemeinsame Ausbildungssupervision.

Mit Bezug auf das Praxisbeispiel könnte folgendes Ziel formuliert werden:
Neben der guten fachlichen Vorbereitung ist es auch wichtig, ein angemessenes Führungsverhalten und somit therapeutische Verantwortung übernehmen zu können. In diesem Fall beinhaltet dieses Anliegen eine notwendige Erweiterung der vorliegenden generational geprägten Deutungsmuster gegenüber dem älteren Patienten und Lehrer im Hinblick auf die eigene neue Rolle der Lernenden.

Die Lehrlogopädin hält es diesbezüglich für sinnvoll, den Patienten im stimmtherapeutischen Sinne stärker zu aktivieren. Es ist wichtig ihn intensiv in stimmförderliches Handeln einzubinden, um Therapieerfolg zu erreichen. Neben der notwendigen Anregung der Stimmfunktion führt dies zusätzlich auch dazu, dass er mehr in die Therapie eingebunden wird und die Kontrolle durch die vielen Fachfragen nicht mehr aufrechterhalten kann. Den Lernenden erleichtert dies das Einnehmen der beruflichen Rolle.

Die Lehrende sucht eine Videosequenz heraus, in der dies nicht gelungen ist (Negativsequenz). Wichtig ist jedoch vor allem eine Sequenz, in der Ansätze des erwünschten Verhaltens zu beobachten sind (Positivsequenz). Jansen & Streit zufolge sind im Rahmen von Videoanalysen sehr kurze Sequenzen sinnvoll, von meist nur fünf bis zehn Sekunden. (vgl. Jansen & Streit, 2006, S. 119). Vor diesem Hintergrund reicht für die Positivsequenz zur Not auch ein aussagekräftiges Standbild, da dieses Verhalten ja bisher noch nicht ausreichend etabliert ist. Die Lehrenden müssen die Anfangs- und Endzeiten der relevanten Analysestellen sehr genau kennen. Eine exakte Arbeit erleichtert hier das Ziel, wichtige Analyseinformationen nicht durch andere Eindrücke zu überlagern. Beide Interagierenden müssen möglichst von seitlich bzw. vorne zu sehen sein.

8.4 Ablauf der Videoanalyse (Göttinger Modell)

Exemplarisches Beispiel für eine ausgewählte Negativsequenz:
Der Patient stellt eine fachliche Frage. Der Blick ist skeptisch, eine Falte ist zwischen den Augenbrauen beobachtbar. Er steht relativ starr und führt keine stimmfördernde Bewegung oder Stimmübung durch, obwohl dies als Sequenzziel formuliert wurde.
Die Therapeutin weicht dem Blick des Patienten immer wieder kurz aus. Ihr Gesicht hat einen angespannten Tonus, am Hals sind rote Flecken zu sehen. Ihre Stimme ist relativ leise.

Exemplarisches Beispiel für eine ausgewählte Positivsequenz:
Der Patient phoniert einmal (d. h. nutzt seine Stimme wie angeleitet) und führt eine aktive, unterstützende Bewegung durch. Die Sequenz ist sehr kurz. Er hat einen ausgeglichenen Gesichtstonus. Die Gesichtsfarbe ist eine Spur gerötet, aber gleichmäßig, wie häufig bei körperlicher Aktivität. Die Stirn ist glatt, er wirkt wach und konzentriert.
Die Therapeutin schaut ihm aufmerksam zu. Der Blick ist direkt auf den Patienten gerichtet, sie verfolgt die Bewegung. Als er fertig ist, nickt sie leicht lächelnd und lobt die Bewegungsausführung. Die Stimme ist etwas lauter als in der anderen Sequenz.

8.4.1 Übergeordnetes Vorgehen in der Videoanalyse nach dem Göttinger Modell

Die Lernenden haben Vorkenntnisse über den Ablauf der Videoanalyse und das übergeordnete Ziel der Anregung von Reflexionskompetenz. Die Lehrende bringt das Anliegen „Erweiterung des Repertoires zum Thema Führungsverhalten" ein. Das Anliegen ist bewusst ressourcenorientiert formuliert, um Offenheit zu erreichen und ein Einlassen auf die reflexive Arbeit zu ermöglichen. Zunächst wird die Positivsequenz analysiert. Dabei wird das Ziel angestrebt, dass die Lernende eigene vorhandene Möglichkeiten zur Gestaltung des Führungsverhaltens aus einer distanzierten Position heraus wahrnimmt. (vgl. Brandtstädter, 2015, S. 14 f.).
Die Interaktion mit diesem Patienten ist durch generationale Deutungsmuster belastet, weshalb die Anregung einer selektiven Wahrnehmung und somit einer distanzierten Perspektive sinnvoll erscheint. Auf diese Weise können positive Aspekte zunächst genau beobachtet werden. (vgl. Frings & Müller, 2019, S. 343 f.). Besonderheiten des effektiven therapeutischen Verhaltens werden extrahiert. Das gelungene Handeln und die damit verbundenen positiven Emotionen werden reflektiert und bewusst wahrgenommen. Sie sollen im Anschluss daran

zum gedanklichen Transfer in die Negativsequenz zur Verfügung stehen. (vgl. Hellwig, 2020, S. 17–20).

Die Lernende richtet die Aufmerksamkeit zunächst auf sich selbst. Die kurze Videosequenz wird häufig wiederholt, immer verknüpft mit einem spezifischen Beobachtungsauftrag. Die Perspektive wechselt nach einem Durchgang auf die andere Person des Videos. Auch bei dieser Analyse, nun mit dem Fokus auf den Patienten, werden Wahrnehmungshilfen eingesetzt. (vgl. Hellwig, 2020, S. 38). Es können sich alle Beteiligten äußern, hauptsächlich wird jedoch die Therapeutin einbezogen.

Auch innerhalb der Negativsequenz werden das Verhalten und die Befindlichkeit beider Interagierenden systematisch beobachtet und erforscht. In Anlehnung an die Analyse des gelungenen Verhaltens aus der Positivsequenz werden vergleichbare Handlungsalternativen für die schwierigere Situation erarbeitet. (vgl. Hellwig, 2020, S. 17–20). Probehandeln im geschützten Rahmen der Ausbildungssupervision beispielsweise durch Rollenspielsequenzen bereiten den Transfer vor. Abschließend wird der Fokus noch einmal auf die gemeinsame Interaktion von Therapeutin und Patient gerichtet. So können die Ergebnisse aus der schrittweisen und strukturierten Analyse jeweils einer Perspektive dann wieder auf die gemeinsame Interaktion bezogen und mit ihr gekoppelt werden. Eine kompetenzfördernde Wieder-Annäherung aus der Distanzierung an die Realsituation wird dadurch unterstützt. (vgl. Erpenbeck & Sauter, 2015, S. 21–28).

8.4.2 Exemplarischer Methodenpool zur Anregung selektiver Wahrnehmung

Visuelle Hilfestellungen

- Anleiten des bewussten Fokussierens auf nur eine zu beobachtende Person am Monitor
- Anschauen eines definierten Bereichs, z. B. der Augen, des Blickverhaltens, der Gesichtsfarbe, des Gesichtstonus/der Wachheit, etc. unter einem klaren Beobachtungsauftrag
- Anschauen bestimmter Aspekte/Handlungen ohne Ton
- Anschauen einer Szene im Standbild, eventuell mit Hypothesenbildung über deren weiteren Verlauf bezüglich des beobachteten Faktors mit anschließender Überprüfung der Hypothese

8.4 Ablauf der Videoanalyse (Göttinger Modell)

Auditive Hilfestellungen

- Fokussieren auf eine bestimmte Äußerung einer Person
- Wahrnehmen bestimmter Parameter wie Stimmklang, Sprechtempo, Lautstärke, etc.
- Lauschen/Wahrnehmen mit geschlossenen Augen auf bestimmte Aspekte hin wie beispielsweise Stimmzittern, Aufregung, Überzeugungskraft, etc.

Reflexionsfragen zur situativen Wahrnehmung, Handlung und Emotionen in der Positivsequenz

- Was haben Sie in der Sequenz genau getan?
- Was hat der Patient in der Sequenz genau getan?
- Wie zufrieden sind Sie/ist der Patient in der Situation?
- Inwieweit erleichtert Ihnen die stimmlich-handelnde Aktivität des Patienten ein Führungsverhalten?
- Wie geht es Ihnen jetzt beim Anschauen?

Distanzierende Hilfestellungen

- Vorstellung, einer fremden Person zuzuschauen, zuzuhören, etc.
- Es besteht der Auftrag „Stopp" zu sagen, sobald ein bestimmtes Verhalten sichtbar wird.
- Bewusste Fokussierung auch auf die andere Person, um Auswirkungen des eigenen Handelns bei ihr zu beobachten

Erweiterung des Vorgehens für die Negativsequenz

Der Übergang von der Positivsequenz zur Analyse einer nicht so gut gelungenen Situation sollte lösungsorientiert gestaltet werden. Dadurch können die Lernenden sich leichter auf eine intensive Auseinandersetzung einlassen. (vgl. Hellwig, 2020, S. 13 f.). Die Lehrende schlägt beispielsweise vor, die herausgearbeiteten interaktionsförderlichen Aspekte gemeinsam auf eine Situation zu übertragen, die schwieriger war und von klarerem Führungsverhalten profitieren würde. Die Negativsequenz wird nach dem gleichen kleinschrittigen Vorgehen analysiert wie die Positivsequenz.

Transfer der vorangegangenen Erkenntnisse durch:

- eine gemeinsame Erarbeitung neuer Verhaltensvarianten basierend auf Ergebnissen aus der Positivsequenz
- Identifikation des Beginns ungünstiger Verhaltensweisen durch ein „Stopp"
- rollenspielähnliches Erproben der Verhaltensvarianten direkt nach dem Stoppen als Weiterführung der Videosequenz mit neuem und zielführendem Verhalten
- eine Reflexion der Übertragbarkeit in die Therapiesituation
- das Definieren konkreter Anlässe zur Anwendung in der nächsten Therapieeinheit

Reflexionsfrage zur Ergebnissicherung

- Woran könnten Sie bemerken, dass der Transfer des Führungsverhaltens gelungen ist? Bei sich selbst? Beim Patienten?

Die Bearbeitung des Anliegens für diese Einheit ist abgeschlossen. In der Folgesupervision wird überprüft, wie sich Therapieverlauf und Interaktion im Hinblick auf das Anliegen „Führungsverhalten" entwickelt haben. Auf dieser Grundlage wird entschieden, ob dieser Arbeitspunkt erneut aufgegriffen und vertieft wird. Annäherungen an das angestrebte Interaktionsverhalten und insbesondere die Etablierung desselben werden anhand einer abschließenden Analyse geeigneter Videostellen gewürdigt. (vgl. Hellwig, 2020, S. 19 f.).

8.5 Zusammenfassende Reflexion

In diesem Abschnitt wurde der Einsatz von Videoanalysen im Hinblick auf das zuvor beschriebene Spannungsfeld der klinisch-praktischen Logopädieausbildung untersucht. Unter Berücksichtigung spezifischer generationaler Prägungen der Lernenden soll durch den Einsatz dieser Methode erreicht werden, dass Lernsituationen aus einer davon unabhängigeren Perspektive reflektiert und analysiert werden. Auf diese Weise können Deutungsmuster der Lernenden erweitert und selbstorganisiertes, eigenverantwortliches Handeln im Sinne der Patient*innen ermöglicht werden. (vgl. Barth, 2018, S. 30). Bezogen auf diese Ziele kann Videoanalyse als sinnvolles Vorgehen bewertet werden, da der gemeinsame Blick auf Situationen der Therapie Distanzierung ermöglicht und zeitgleich eine gewisse Verbindlichkeit schafft. Insbesondere für die Lernenden der Generation Z kann

8.5 Zusammenfassende Reflexion

dadurch echte Auseinandersetzung mit dem eigenen Handeln erreicht werden. Selbstbeurteilung und Selbstreflexion des therapeutischen Handelns werden angeregt. Diese Art des Lernens geschieht im Sinne der Aktualisierungstendenz aus sich selbst heraus und vermittelt den Lernenden ein Gefühl der Selbstwirksamkeit. (vgl. Hellwig, 2020, S. 17–20). Lehrende können in diesem Setting den Prozess des Lernens durch die Auswahl der zu kontrastierenden Videosequenzen und das Angebot der Reflexionsfragen steuern. Sie haben dadurch indirekt Einfluss auf die Effektivität der Therapie und können die Interessen der Patient*innen sichern. Durch die moderierende und eher neutrale Prozesssteuerung wird authentisches Feedback geäußert. Dadurch kann dem Wunsch der Generation Z nach Feedback auf Augenhöhe nachgekommen werden. (vgl. Kring & Hurrelmann, 2019, S. 18). Die Videoanalyse integriert somit Aspekte generationaler Achtsamkeit für Lehrende und lässt Raum für ein konstruktives Umgehen mit generationenspezifischen Herausforderungen.

Abschließende Diskussion und Fazit mit Ausblick 9

Im letzten Kapitel werden die Ergebnisse der Bearbeitung abschließend kritisch betrachtet und eingeordnet. Dabei erfolgt die Diskussion zunächst mit Bezug auf die Kritik an der wissenstheoretischen Fundierung des Generationenbegriffs und des Generationenmodells im Hinblick auf die aufgezeigte Forschungslücke und die Beanstandungen zur Bezugsliteratur. Der zweite Teil widmet sich der Bewertung der Handlungsimpulse bezüglich ihrer Relevanz für die Arbeit der Lehrenden der Logopädie. Im Fazit wird Bilanz gezogen zur Zielorientierung der Arbeit und zur Beantwortung der Forschungsfrage. Der Ausblick zeigt mögliche weitere Forschungsaspekte auf.

Diskussion mit Bezug zur Forschungslücke und Kritik an der Bezugsliteratur
Wie im dritten Kapitel dargelegt, weist der Diskurs dieses Forschungsgebiets vielfältige und teilweise auch sehr konträre Erkenntnisse und Ansichten in allen beteiligten Disziplinen auf. Dies betrifft beispielsweise die Fundierung der Faktoren für Generationenbildung und die spezifische historische Prägung der einzelnen Generationen.

Durch die lange Zeit des relativ friedlichen Zusammenlebens in Deutschland und Europa gilt seit dem Ende der Nachkriegszeit Mannheims Theorie der historisch geprägten Generationen als nicht ausreichend weitergeführt. (vgl. Fietze, 2009, S. 242).

Die hier verwendete Theorie Titzes zur Entstehung von Generationen, die den historischen Wandel, Bildungswachstum und Generationenbildung verknüpft, liefert für das Ziel dieser Arbeit eine hilfreiche wissenschaftliche Grundlage. Merkmalszuweisungen und historische Markierungspunkte beziehen sich auf überprüfbare Zusammenhänge. Eine Plausibilität der spezifischen Prägungen der Generationen im historischen Kontext wird dabei ebenso sichtbar wie ein kollektiver

Entwicklungsprozess der Generationen. (vgl. Titze, 2019). Im Sinne des intergenerationalen Managements trägt diese Theorie zu detailliertem und wertschätzendem Theoriewissen über Generationen bei.

Im Zentrum der Kritik steht außerdem die Zuschreibung von Merkmalen und Wertorientierungen zu den einzelnen Generationen, da viele Erkenntnisse der aktuelleren Literatur nicht eindeutig wissenschaftlich belegt sind. Zu beanstanden ist auch, dass die Methodik der Interpretation von Interviewergebnissen uneinheitlich und intransparent ist. (vgl. Böker & Zölch, 2017, S. 4 f.). Studien zum Thema, wie die hier verwendete Shell Jugendstudie, verfügen über ein Studiendesign quantitativ und qualitativ definierter Methodik innerhalb der narrativen Interviews. Die regelmäßige Durchführung der Studie seit 2002 unter diesen Bedingungen im Vier-Jahresrhythmus liefert somit vergleichbare Erkenntnisse zumindest für die Ausgestaltung der Generationen Y und Z. Bei den beiden älteren Generationen, Babyboomer und Generation X, fand die Autorin eine eher unübersichtliche und auch widersprüchliche Erkenntnislage vor. Die im dritten Kapitel vorgestellten Anmerkungen zu den resultierenden Negativkonnotationen und Widersprüchlichkeiten können von der Autorin nachvollzogen werden. Diese Zusammenhänge erschweren die Gestaltung des Generationenmodells.

Die Aussagen über die verschiedenen Generationen hängen also von der Perspektive und Absicht der*des Forschenden ab und sind somit gebunden an die Konstruktionsbestrebungen der jeweiligen Autor*innen. (vgl. Eckert, Hippel, Pietraß, & Schmidt-Hertha, 2011, S. 13). Innerhalb dieser Ausarbeitung waren jedoch die Studien von Albert et al. bei der Auswahl und Strukturierung der relevanten Generationenmerkmale aufgrund der zugrundeliegenden Methodik unterstützend. Sie konnten als Transfergrundlage zu einer ausgewogenen Merkmalsauswahl auch für die beiden älteren Generationen herangezogen werden.

Bei der Ausgestaltung der Generationen (Abschn. 5.4) mag sich in der Darstellung des kollektiven generationalen Entwicklungsprozesses schon eine Konstruktionsabsicht der Autorin zeigen. Trotzdem verfolgte die Zusammenstellung das Ziel, ein möglichst ausgeglichenes Konstrukt zu erstellen. Für jede Generation sollten sich sowohl positiv- als auch negativ-konnotierte Zuschreibungen der Bezugsliteratur abbilden. Leser*innen erfahren dadurch eine Konfrontation mit sowohl bestätigenden als auch irritierenden Aussagen über die eigene und auch andere Generationen. Beim Lesen der kontrastreichen Merkmalszuweisungen soll so eine Anregung der Selbstreflexion und inneren Überprüfung der Thesen ausgelöst werden. (vgl. Liegle & Lüscher, 2015, S. 281 f.). Arnold bewertet eine sich selbst einschließende Reflexion für Lehrende als maßgeblichen Weg der emotionalen Kompetenzentwicklung. Das im Rahmen dieser Arbeit erstellte Generationenmodell vernetzt sich also mit der

Theorie des systemischen Konstruktivismus, da ein reflexives Beobachten der eigenen Konstruktionen und eine Flexibilisierung im Wechsel der Perspektiven angeregt werden. Diese Fähigkeiten sind für Lehrende vor dem Hintergrund eines beständigen Eintretens neuer junger Generationen in das Ausbildungsgefüge bedeutsam, um generational bedingten Vorurteilen entgegenzuwirken. (vgl. Niemeyer, Zick, & Dehmel, 2017, S. 62).

Allerdings wäre für die Integration generationaler Wissenstheorien in die pädagogische Arbeit auch nach Meinung der Autorin eine größere methodische Transparenz und Systematik der Forschung und Auswertung hilfreich. Dies könnte zu einem niedrigschwelligen Einfließen von Generationenwissen in die Aus- und/oder Weiterbildung Lehrender führen. Es wäre also von Vorteil, im Feld der Generationenforschung mehr Einheitlichkeit und Fundierung zu etablieren, um kohärentes und theoretisch nachvollziehbares Generationenwissen zur Verfügung zu haben. Möglicherweise bringt die Corona-Pandemie in der Rückschau diesbezüglich neue Untersuchungsanlässe zur Generationenbildung mit sich, da Folgen im Sinne historischer Prägung auf individueller, gesellschaftlicher, nationaler, europäischer und globaler Ebene denkbar sind. Diese betreffen, nach ersten noch nicht ausreichend belegten Erkenntnissen, auch den Zugang zu Bildung und somit Bildungswachstum. Eventuell ergeben sich im Rahmen der noch ausstehenden Analysen auch Schlussfolgerungen über eine geeignete generationale Forschungs- und Interpretationsmethodik.

Diskussion der Anwendbarkeit der Handlungsimpulse
Bei den hier vorgestellten Handlungsimpulsen handelt es sich um Konzepte, deren Anwendung sich in der Ausbildungssupervision schon bewährt hat. Sowohl Methoden der Transaktionsanalyse als auch die Videoanalyse nach dem Göttinger Modell unterstützen Lehrlogopäd*innen bereits dabei, Anliegen der Lernenden mit einer grundlegenden methodischen Systematik zu bearbeiten. Dadurch etabliert sich eine prozesssteuernde Rolle der Lehrenden und somit eine professionelle Sachlichkeit in der Interaktion mit den Lernenden. Die Gefahr, dass persönliche Befindlichkeiten und Meinungen über Lernende einfließen, wird verringert. Allerdings stehen hier bisher eher Individuen im Vordergrund, die miteinander interagieren und zwischen denen sich Konfliktpotenzial aufgrund gemeinsamer Erfahrungen oder beispielsweise auch unbewusster persönlicher Vorbehalte entwickelt hat. Der Blick auf ganze Kurse dagegen beinhaltet bei Lehrenden häufig auch die Bewertung als Gruppe und zwar als gegenüberstehende Generation. (vgl. Niemeyer, Zick, & Dehmel, 2017, S. 62). Gespräche mit Kolleg*innen verdichten und festigen die Bewertungen, welche dann über die einzelnen Lernenden wiederum in der Ausbildungssupervision aktiviert werden können. (vgl. Arnold, 2019, S. 49). Aus diesem Grund ist

gerade für diese spezifischen Gefüge der Ausbildung die Integration einer Auseinandersetzung mit Generationenwissen und die Anwendung intergenerationalen Managements als bereichernd zu bewerten. Hier enthaltenes Konfliktpotenzial kann erkannt und bearbeitet oder sogar konstruktiv genutzt werden. Dadurch bleibt im Hinblick auf die beschriebenen Spannungsfelder mehr Energie erhalten, die zur Bearbeitung des eigentlichen Auftrags zur Verfügung steht. Abschließend kann noch die Vermutung angestellt werden, dass Lehrende, die sich auf generationale Anliegen einstellen können, zur Prävention von Ausbildungsabbrüchen beitragen, da Perspektiven und Konstruktionen des Gegenübers einbezogen werden können. (vgl. Kring & Hurrelmann, 2019, S. 40).

9.1 Fazit mit Ausblick

Aus der einleitenden Betrachtung der vorliegenden Spannungsfelder wurde das Ziel der Arbeit abgeleitet, Erkenntnisse über intergenerationale Gefüge im Ausbildungsprozess, daraus entstehendes Konfliktpotenzial sowie sich ergebende Chancen des Generationenmanagements zu erlangen. Die daraus resultierende Forschungsfrage lautete: Welche Handlungsimpulse ergeben sich für Lehrende der Logopädie durch die intergenerationale Betrachtung des spezifischen Lehr-Lerngefüges?

Trotz der uneinheitlichen Forschungslage konnte ein schlüssiges Theoriemodell zur Bildung von Generationen herausgearbeitet werden, welches sich für die weitere Auseinandersetzung im Sinne der Fragestellung eignete. (Kap. 3). Die Rahmenbedingungen der klinisch-praktischen Logopädieausbildung dienten der themenzentrierten Strukturierung der Generationengestalten. Dadurch konnte eine Projektion eigener Annahmen über Generationen reduziert werden. (Kap. 4). Auf dieser Grundlage ergaben sich weiterführende Erkenntnisse über das Generationengefüge in der klinisch-praktischen Ausbildung sowohl für die Lernenden als auch für die Lehrenden. Es konnten trotz der Vielzahl der unübersichtlichen Generationenzuweisungen die Generationen der Arbeitswelt mit vergleichbaren, sowohl positiven als auch negativen Charakteristika, veranschaulicht werden. (Kap. 5). Darauf aufbauend war eine Analyse des Konfliktpotenzials durchführbar und Handlungsfelder des intergenerationalen Managements konnten innerhalb der Logopädieausbildung identifiziert werden. Daraus resultierende Handlungsmöglichkeiten sollten einerseits die Deutungsmuster der Lehrenden betreffen, damit die kompetenzförderlichen Bedingungen der klinisch-praktischen Ausbildung genutzt werden können, ohne in generational geprägten Vorurteilen zu

9.1 Fazit mit Ausblick

verharren. Andererseits sollte mit ungünstigen Verhaltensweisen der Generation Z konstruktiv umgegangen werden, die dem therapeutischen Auftrag und der Fürsorgeverantwortung für Patient*innen entgegenstehen. (Kap. 6).

Auf dieser Basis konnten im Sinne der Forschungsfrage konkrete Handlungsimpulse für intergenerationales Management in allen Handlungsfeldern (Abschn. 4.4) entwickelt werden. Die Verknüpfung des Generationenwissens und des systemisch-konstruktivistischen Ansatzes mit einem praxisnahen Fallbeispiel machte die Integration des intergenerationalen Managements auf der Grundlage einer Lehrsupervision und bewährter Praxismethoden für Lehrende nachvollziehbar. Dabei entstanden Reflexions- und Anwendungsmöglichkeiten für Lehrlogopäd*innen mit themenspezifischen Anregungen für den Transfer in das alltagspraktische Handeln. Abschließend konnte für die Herausforderungen der Generation Z die Methode der Videoanalyse um die Komponente des generational achtsamen Verhaltens modifiziert werden. Durch die Verknüpfung der Entwicklungsförderung der Lernenden mit dem Fallbeispiel wurde die Anwendung unter Berücksichtigung generationaler Herausforderungen veranschaulicht. Die Forschungsfrage kann somit als beantwortet gelten. (Kap. 7 & 8).

Es sind darauf aufbauend vertiefende Forschungsanliegen denkbar. Für die Handlungsimpulse des intergenerationalen Managements Lehrender stehen Überlegungen zur Implementierung aus. Dabei könnten verschiedene Möglichkeiten erarbeitet werden, wie beispielsweise eine Etablierung innerhalb der zur Lehre qualifizierenden Studiengänge, in pädagogischen Weiterbildungen oder auch eine themenorientierte Ausdifferenzierung von Lehrsupervision.

Vorstellbar wäre in Bezug auf die Handlungsimpulse zum intergenerationalen Management auch die Integration in eine breitere Methodenvielfalt. Dabei kommen beispielsweise weitere Methoden der Transaktionsanalyse in Betracht, aber auch andere Beratungskonzepte wie beispielsweise der personenzentrierte Ansatz nach Carl Rogers.

Innerhalb der Videoanalyse wäre eine übergeordnete Systematisierung der Analysefragen weiterführend, um einen Transfer in andere Behandlungsbereiche zu ermöglichen. Abschließend ist noch eine Überprüfung der Wirksamkeit zu nennen und die Installation geeigneter Evaluationsinstrumente.

Literaturverzeichnis

Albert, M., Hurrelmann, K., Quenzel, G., Schneekloth, U., Leven, I., Utzmann, H., & Wolfert, S. (2019). *18. Shell Jugendstudie. Jugend 2019. Eine Generation meldet sich zu Wort.* (D. S. HoldingGmbH, Hrsg.) Hamburg: Suhrenkamp.

Albrecht, E., & Hurrelmann, K. (2014). *Die heimlichen Revolutionäre. Wie die Generation Y unsere Welt verändert.* Weinheim: Beltz.

Alke, M. (2015). Generationenkonflikte in Organisationen. *DIE. Zeitschrift für Erwachsenenbildung. Konflikte*(Jg. 22), S. 48–50.

Ammenwerth, E., & Haux, R. (2005). *IT-Projektmanagement in Krankenhaus und Gesundheitswesen. Einführendes Lehrbuch und Projektleitfaden für das taktische Management bon Informationssystemen.* Stuttgart: Schattauer.

Arnold, R. (2001). Deutungsmuster. In R. Arnold, S. Nolda, & E. Nuissl (Hrsg.), *Wörterbuch Erwachsenenbildung* (S. 71–72). Bad Heilbrunn: Klinkhardt.

Arnold, R. (2011). Lernen als Weg aus der Selbstlähmung. *DIE Zeitschrift für Erwachsenenbildung, 1*, 34-36. doi:https://doi.org/10.3278/DIE1101W034

Arnold, R. (2017). *Entlehrt Euch! Ausbruch aus dem Vollständigkeitswahn.* Bern: hep Verlag.

Arnold, R. (2019). *Seit wann haben Sie das? Grundlinien des Emotionalen Konstruktivismus.* 3. Auflage, Weinheim: Carl-Auer-Verlag.

Arnold, R., & Pachner, A. (2011). Konstruktivistische Lernkulturen für eine kompetenzorientierte Ausbildung künftiger Generationen. In T. Eckert, Hippel, Aiga von, Pietraß, Manuela, & B. Schmidt-Hertha (Hrsg.), *Bildung der Generationen* (S. 299–307). Wiesbaden: Springer.

Arnold, R., & Stroh, C. (2017). *Methoden Systemischer Erwachsenenbildung.* Schneider Verlag Hohengehren: Baltmannsweiler.

Arnold, R., & Stroh, C. (2018). Neue Methoden betrieblicher Bildungsarbeit. In R. Arnold, & A. Lipsmeier (Hrsg.), *Handbuch der Berufsbildung* (S. 1–15). 3. überarbeitete Auflage, Wiesbaden: Springer. doi:https://doi.org/10.1007/978-3-322-93636-8_23

Augurzky, B., & Kolodziej, I. (2018). *Fachkräftebedarf im Gesundheits- und Sozialwesen 2030. Gutachten im Auftrag des Sachverständigenrates zur Begutachtung der gesamtwirtschaftlichen Entwicklung.*

Barth, C. (2018). *Kompetenzentwicklung im Studium ermöglichen. Die Rolle des reflektierenden Gesprächs.* Wiesbaden: Springer.
Bebnowski, D. (2012). *Generation und Geltung. Von der „45ern" zur „Generation Praktikum" – übersehene und etablierte Generationen im Vergleich.* (F. Walter, Hrsg.) Bielefeld: transcript.
Behrens, J. (2019). *Theorie der Pflege und der Therapie. Grundlagen für Pflege- und Therapieberufe.* Bern: Hogrefe.
BMBF. (2020). *Der Berufsbildungsbericht.* Abgerufen am 29. 07. 2020 von https://www.bmbf.de/de/berufsbildungsbericht-2740.html
BMFSFJ. (25. 04. 2012). Generationenbeziehungen – Herausforderungen und Potenziale. Gutachten des Wissenschaftlichen Beirats für Familienfragen beim Bundesministerium für Familie, Senioren, Frauen und Jugend. Kurzfassung. Abgerufen am 05. 06. 2020 von https://www.bmfsfj.de/bmfsfj/service/publikationen/generationenbeziehungen---herausforderungen-und-potenziale---kurzfassung/75096
Böker, K., & Zölch, J. (Hrsg.). (2017). Intergenerationale qualitative Forschung. Theoretische und methodische Perspektiven. Wiesbaden: Springer. doi:https://doi.org/10.1007/978-3-658-11729-
Bonacker, T., & Imbusch, P. (2010). Zentrale Begriffe der Friedens- und Konfliktforschung:Konflikt, Gewalt, Krieg, Frieden. In P. Imbusch, & R. Zoll (Hrsg.), *Friedens- und Konfliktforschung. Eine Einführung* (S. 67–142). Wiesbaden: Springer.
Borck, J., Kramer, K., & Kreyssig, U. (2017). systemische Supervision lehren und lernen – durch Supervision. Lehrsupervision am Supervisionszentrum Berlin. In E. Freitag-Becker, M. Grohs-Schulz, & H. Neumann-Wirsig (Hrsg.), *Lehrsupervision im Fokus* (S. 99–108). Göttingen: Vandenhoeck & Ruprecht.
bpb. (2020). (Bundeszentrale für politische Bildung) Abgerufen am 19. 07. 2020 von Die soziale Situation in Deutschland. Arbeitslose und Arbeitslosenquote: https://www.bpb.de/nachschlagen/zahlen-und-fakten/soziale-situation-in-deutschland/61718/arbeitslose-und-arbeitslosenquote
Brandtstädter, J. (2015). *Positive Entwicklung. Zur Psychologie gelingender Lebensführung.* Heidelberg: Springer. doi:https://doi.org/10.1007/978-3-662-46946-0
Brühl, T., & Gereke, M. (2015). Stichwort: „Konflikte" . *DIE. Zeitschrift für Erwachsenenbildung. Konflikte*(Jg. 22), S. 24–25.
Büttner, C., & Quindel, R. (2005). *Gesprächsführung und Beratung.* Heidelberg: Springer.
Calmbach, M., Flaig, B., Edwards, J., Möller-Slawinski, H., Borchard, I., & Schleer, C. (2020). *Wie ticken Jugendliche? 2020. Lebenswelten von Jugendlichen im Alter von 14 bis 17 Jahren in Deutschland.* Bonn: Bundeszentrale für politische Bildung.
Clausen-Söhngen, M. (2012). *Logopädische Ausbildungssupervision. Unveröffentlichtes Fortbildungsskript. Modul 2.*
Clausen-Söhngen, M., Baum, K., & Tiessen, A. (o.J.). *LOGO+TA.* Abgerufen am 16. 08. 2020 von https://logota.de/
Danyel, J. (2012). Zeitgeschichte der Informationsgesellschaft. *Zeithistorische Forschungen*(2). Abgerufen am 19. 07. 2020 von https://zeithistorische-forschungen.de/2-2012/4441#pgfId-1037345
DGTA. (o.J.). *TA- eine elegante Theorie.* Abgerufen am 19. 08. 2020 von https://www.dgta.de/transaktionsanalyse/ta-eine-elegante-theorie/

Literaturverzeichnis

Drath, K. (2012). *Coaching und seine Wurzeln. Erfolgreiche Interventionen und ihre Ursprünge*. München: Haufe.

Ecarius, J. (2018). Generation und Bildung. In R. Tippelt, & Schmidt-Hertha, Bernhard (Hrsg.), *Handbuch Bildungsforschung* (S. 861–876). 4. überarbeitete Auflage, Wiesbaden: Springer. doi:https://doi.org/10.1007/978-3-531-19981-8

Ecarius, J., & Eulenbach, M. (2012). Zum Systematisierungsdefizit in aktuellen Debatten der Jugendforschung. In J. Ecarius, & Eulenbach, M. (Hrsg.), *Jugend und Differenz* (S. 7–23). Wiesbaden: Springer.

Eckert, T., Hippel, A., Pietraß, M., & Schmidt-Hertha, B. (2011). Vorwort der Herausgeber. In T. Eckert, A. v. Hippel, M. Pietraß, & B. Schmidt-Hertha (Hrsg.), *Bildung der Generationen* (S. 11–20). Wiesbaden: Springer.

Engelhardt, M., & Engelhardt, N. (2019). *Wie tickst du? Wie ticke ich? Babyboomer, Generation X bis Z – Altersgruppen verstehen in Bildung und Beruf*. Bern: hep-Verlag.

Erpenbeck, J., & Sauter, W. (2015). *Wissen*, Werte und Kompetenzen in der Mitarbeiterentwicklung. Ohne Gefühl geht in der Bildung gar nichts. Wiesbaden: Springer. doi:DOI https://doi.org/10.1007/978-3-658-09954-1

Fietze, B. (2009). *Historische Generationen. Über einen sozialen Mechanismus kulturellen Wandels und kollektiver Kreativität*. Bielefeld: transcript.

Fietze, B., & Freitag-Becker, E. (2017). Schärfung eines professionellen Anspruchs oder romantische Reminiszenzen an den supervisorischen Ursprung – zur Bedeutung der Lehrsupervision. In E. Freitag-Becker, M. Grohs-Schulz, & H. Neumann-Wirsig (Hrsg.), *Lehrsupervision im Fokus* (S. 322–335). Göttingen: Vandenhoeck & Ruprecht.

Franz, J. (2010). Intergenerationelles Lernen als Herausforderung für NGOs. *Gruppendynamik & Organisationsberatung*(Jg. 41/Heft 3), S. 207–218. doi:https://doi.org/10.1007/s11612-010-0115-6

Franz, J. (2017). Generationenverhältnisse in Organisationen der Erwachsenenbildung. In O. Dörner, C. Iller, H. Pätzold, J. Franz, & B. Schmidt-Hertha (Hrsg.), *Biografie – Lebenslauf – Generation. Perspektiven der Erwachsenenbildung* (S. 89–97). Berlin: Budrich. doi:https://doi.org/10.3224/84742106

Franz, J., Frieters, N., Scheunpflug, A., Tolksdorf, M., & Antz, E.-M. (2009). *Generationen lernen gemeinsam. Theorie und Praxis intergenerationeller Bildung*. Bielefeld: Bertelsmann.

Frings, S., & Müller, F. (2019). *Biologie der Sinne. Molekül zur Wahrnehmung*. 2. überarbeitete Auflage, Berlin: Springer. doi:https://doi.org/10.1007/978-3-662-58350-0

Fuhr, R. (2003). Gestalt-Supervision für Lehrende – Beispiel für humanistisch-integrale Praxisberatung. In C. Krause, B. Fittkau, R. Fuhr, & H.-U. Thiel (Hrsg.), *Pädagogische Beratung* (S. 294–314). Paderborn: Schöningh.

Gerhardinger, S. (2020). *Entwicklung der Therapeutenpersönlichkeit*. Orientierungshilfen für Psychotherapeutinnen und Psychotherapeuten. Berlin: Springer. doi:https://doi.org/https://doi.org/10.1007/978-3-662-61019-0

Günther, M. (2019). *Pädagogisches Rollenspiel. Wissensbaustein und Leitfaden für die psychosoziale Praxis*. Wiesbaden: Springer.

Haus, K.-M., Held, C., Kowalski, A., Krombholz, A., Nowak, M., Schneider, E., . . . Wiedemann, M. (2020). *Praxisbuch Biofeedback und Neurofeedback*. Berlin: Springer. doi:https://doi.org/10.1007/978-3-662-59720-0

Hegemann, T. (2017). Live- und Video-Lehrsupervision. In E. Freitag-Becker, M. Grohs-Schulz, & H. Neumann-Wirsig (Hrsg.), *Lehrsupervision im Fokus* (S. 214–222). Göttingen: Vandenhoeck & Ruprecht.

Hellwig, C. (2020). *Personenzentriert-integrative Gesprächsführung im Coaching. Zuhören – Verstehen – Intervenieren*. Wiesbaden: Springer. doi:https://doi.org/10.1007/978-3-658-29118-1

Hurrelmann, K. (2016). *BMBF/BMAS*. Abgerufen am 07. 07. 2020 von Bildungsketten Konferenz. Jugendliche stärken, Übergänge schaffen, Zukunft gestalten.: https://www.bildun gsketten.de

IAB. (2015). Abgerufen am 28. 06. 2020 von Berufe im Spiegel der Statistik: http://bisds.iab.de/Default.aspx?beruf=BSK22&region=1&qualifikation=0

Jansen, F., & Streit, U. (2006). *Positiv lernen*. Heidelberg: Springer.

Jureit, U., & Wildt, M. (2005). *Generationen. Zur Relevanz eines wissenschaftlichen Grundbegriffs*. Hamburg: Hamburger Edition HIS.

Kaldenkerken, K. v. (2017). Die besondere Konstellation von Triaden im Ausbildungssystem. In E. Freitag-Becker, M. Grohs-Schulz, & H. Neumann-Wirsig (Hrsg.), *Lehrsupervision im Fokus* (S. 57–69). Göttingen: Vandenhoeck & Ruprecht.

Keßel, S. C. (2014). *Loyalitätswettbewerb in der Patientenversorgung. Wahrgenommene Dienstleistungsqualität als Determinante der Patientenloyalität*. Wiesbaden: Springer.

Klaffke, M. (2014). In M. Klaffke (Hrsg.), *Generationen-Management. Konzepte, Instrumente, Good-Practice-Ansätze*. (S. V–VII). Wiesbaden: Springer.

Krey, H. K. (2017). Konsultation von Lehrsupervision – ein Konzept der Beobachtung zweiter Ordnung. In E. Freitag-Becker, M. Grohs-Schulz, & H. Neumann-Wirsig (Hrsg.), *Lehrsupervision im Fokus* (S. 273–283). Göttingen: Vandenhoeck & Ruprecht.

Kreyenberg, J. (2014). Theorie und Praxis der Transaktionsanalyse in der Mediation. Ein Handbuch. In S. Weigl (Hrsg.), *Vermittelndes Konfliktmanagement mit Konzepten der Transaktionsanalyse* (S. 97–104). Baden-Baden: Nomos.

Kring, W., & Hurrelmann, K. (2019). *Die Generation Z erfolgreich gewinnen, führen, binden*. Herne: NWB Verlag.

Kriz, J. (2014). *Grundkonzepte der Psychotherapie*. Weinheim: Beltz.

Kröckel, S. D. (2018). *Aspekte systemischer Supervision in der Logopädie. Die Grundlagen*. Wiesbaden: Springer.

Krüger, A. (2017). *Supervision in der klinisch-praktischen Logopädieausbildung. Entwicklung eines Supervisionskonzeptes zur Kompetenzentwicklung*. Wiesbaden: Springer.

Kruse, A. (2011). Zur Notwendigkeit der Reflexion des Generationenbegriffes – Überlegungen vor dem Hintergrund der Arbeit von Karl Mannheim zum „Problem der Generationen". In T. Eckert, A. Hippel, M. Pietraß, & B. Schmidt-Hertha (Hrsg.), *Bildung der Generationen* (S. 22–35). Wiesbaden: Springer.

Lange, A. (2020). *Evolutionstheorie im Wandel. Ist Darwin überholt?* Berlin: Springer. doi:https://doi.org/10.1007/978-3-662-60915-6

Liegle, L., & Lüscher, K. (2015). Das Modell „Generative Sozialisation". In K. Hurrelmann, U. Bauer, M. Grundmann, & S. Walper (Hrsg.), *Handbuch Sozialisationsforschung* (S. 281–299). 8. Auflage, Weinheim: Beltz.

LogAPrO. (1980). Abgerufen am 13. 6. 2020 von Ausbildungs- und Prüfungsordnung für Logopäden: https://www.gesetze-im-internet.de/logapro/BJNR018920980.html

Literaturverzeichnis

Lüscher, K. (2010). Ambivalenz der Generationen. Generationendialoge als Chance der Persönlichkeitsentfaltung. *Erwachsenenbildung*(56), S. 9–13.

Maas, R. (2019). *Generation Z für Personaler und Führungskräfte*. München: Carl Hanser Verlag.

Mohr, G. (2014). Eigenmediation mit dem Ichzustandsmodell. In *Theorie und Praxis der Transaktionsanalyse in der Mediation. Ein Handbuch* (S. 211–229). Baden-Baden: Nomos.

Müller, H.-P. (2012). *Bundeszentrale für politische Bildung*. Abgerufen am 12. 07. 2020 von Wertewandel: https://www.bpb.de/politik/grundfragen/deutsche-verhaeltnisse-eine-sozialkunde/138454/werte-milieus-und-lebensstile-wertewandel?rl=0.8429165860925543

Müller-Kolmstetter, B. (2017). *Durch Hospitation zur logopädischen Handlungskompetenz. Ein Konzept für die klinisch-praktische Ausbildung*. Wiesbaden: Springer.

Niemeyer, B., Zick, S., & Dehmel, L. (2017). (Prekäre) Erwerbsorientierungen zwischen den Generationen. In O. Dörner, C. Iller, H. Pätzold, J. Franz, & B. Schmidt-Hertha (Hrsg.), *Biografie – Lebenslauf – Generation. Perspektiven der Erwachsenenbildung* (S. 61–74). Berlin: Budrich.

Oertel, J. (2007). *Generationenmanagement in Unternehmen*. Wiesbaden: Deutscher Universitätsverlag.

Oertel, J. (2014). Baby Boomer und Generation X – Charakteristika der etablierten Arbeitnehmer-Generation. In M. Klaffke (Hrsg.), *Generationen-Management. Konzepte, Instrumente, Good-Practice-Ansätze*. (S. 27–56). Wiesbaden: Springer.

Quenzel, G., & Hurrelmann, K. (2016). *Lebensphase Jugend. Eine Einführung in die sozialwissenschaftliche Jugendforschung*. 13. überarbeitete Auflage, Weinheim: Beltz.

Rappe-Giesecke, K. (2009). *Supervision für Gruppen und Teams*. Heidelberg: Springer.

Rosenthal, R., & Jacobson, L. (1976). *Pygmalion im Unterricht. Lehrererwartungen und Intelligenzentwicklung der Schüler*. 3. Auflage, Weinheim: Beltz.

Schlösser, H.-J. (05. 07 2007). *Bundeszentrale für politische Bildung*. Abgerufen am 11. 10. 2020 von https://www.bpb.de/izpb/8472/ziele-und-instrumente?p=all#:~:text=Nach%20dem%20Marktprinzip%20handeln%20die,der%20Wirtschaftslenkung%20und%20des%20Interessensausgleichs.

Scholz, C. (2014). *Generation Z. Wie sie tickt und warum sie uns alle ansteckt*. Weinheim: Wiley-VCH Verlag.

Schrems, B. M. (2020). *Vulnerabilität in der Pflege. Was verletzlich macht und Pflegende darüber wissen müssen*. Weinheim: Beltz.

Schreyögg, G., & Koch, J. (2020). *Management. Grundlagen der Unternehmensführung*. 8. überarbeitete Auflage, Wiesbaden: Springer.

Schröder, M. (2018). Der Generationenmythos. *Kölner Zeitschrift für Soziologie und Sozialpsychologie*(70), S. 469–494. doi:https://doi.org/10.1007/s11577-018-0570-6

Schulze, H., & Sejkora, K. (2015). *Positive Führung. Resilienz statt Burnout*. Freiburg: Haufe.

Schwarzmann, A.-L., Gerlach, S., Rohde-Schweizer, R., Straßer, B., Paul, S., & Hammer, S. (2018). „Ich bin dann mal weg!". Eine Studie zur Berufsflucht von Logopädinnen. *Forum Logopädie*.(Jg. 32/3), S. 22–27.

Siebert, H. (2005). *Pädagogischer Konstruktivismus. Lernzentrierte Pädagogik in Schule und Erwachsenbildung*. 3. überarbeitete Auflage, Weinheim: Beltz.

Siebert, H. (2012). *Didaktisches Design. Studienbrief 0420 des Master-Fernstudiengangs der TU Kaiserslautern.* 3. überarbeitete Auflage, Kaiserslautern: Unveröffentlichtes Manuskript.

Siebert, H. (2014). *Didaktisches Handeln in der Erwachsenenbildung aus konstruktivistischer Sicht.* 7. überarbeitete Auflage, Augsburg: Ziel-Verlag.

Sporreé, O. (2020). *Supervision für Mediatorinnen und Mediatoren. Qualitätssicherung durch Beratung und Begleitung.* Wiesbaden: Springer.

Staatskanzlei, N. (2019). Abgerufen am 28. 06. 2020 von Niedersächsische Staatskanzlei: https://www.stk.niedersachsen.de/startseite/presseinformationen/kabinett-bringt-schulg eldfreiheit-fuer-gesundheitsfachberufe-auf-den-weg-177392.html#:~:text=Wer%20in% 20Niedersachsen%20eine%20Ergotherapie,daf%C3%BCr%20heute%20den%20Weg% 20geebnet.&text=Augu

Stewart, I., & Joines, V. (2010). *Die Transaktionsanalyse. Eine Einführung* (10. Auflage Ausg.). Freiburg: Herder.

Tippelt, R., & Legni, C. (2015). *Weiterbildungsinformation und -beratung. Studienbrief 0910 des Master-Fernstudiengangs der TU Kaiserslautern.* Kaiserslautern: Unveröffentlichtes Manuskript.

Titze, H. (2019). *Generationen und sozialer Wandel von 1770 bis heute. Eine Einführung.* Weinheim: Beltz.

Tuma, R. (2017). *Videoprofis im Alltag. Die kommunikative Vielfalt der Videoanalyse.* Wiesbaden: Springer.

Tuma, R., Schnettler, B., & Knoblauch, H. (2013). *Videographie. Einführung in die interpretative Videoanalyse sozialer Situationen.* Wiesbaden: Springer.

Vogelauer, W. (2014). Konflikt-Coaching aus transaktionsanalytischer Sicht. In *Theorie und Praxis der Transaktionsanalyse in der Mediation* (S. 159–174). Baden-Baden: Nomos.

Weigl. (2014). Vorwort. In S. Weigl (Hrsg.), *Theorie und Praxis der Transaktionsanalyse in der Mediation. Ein Handbuch.* Baden-Baden: Nomos.

Wilhelm, D., & Esdar, W. (2014). Helicopter Parenting. Prävalenz sowie Einfluss von Bildungshintergrund und sozio-ökonomischem Status. *Die Hochschule : Journal für Wissenschaft und Bildung*(23/2), S. 66–76. Abgerufen am 27. 08. 2020 von http://nbn-resolv ing.de/urn:nbn:de:0111-pedocs-162448

The manufacturer's authorised representative in the EU is Springer Nature Customer Service Centre GmbH, Europaplatz 3, 69115 Heidelberg, Germany. If you have any concerns regarding our products, please contact ProductSafety@springernature.com

Printed and bound by CPI Group (UK) Ltd, Croydon, CR0 4YY
26/03/2026
02078853-0008